Clinical Manual of Nontuberculous Mycobacteriosis

非結核性抗酸菌症
診療マニュアル

編集　日本結核病学会（現　日本結核・非結核性抗酸菌症学会）

責任編集者	鈴木　克洋	国立病院機構近畿中央胸部疾患センター 副院長
執筆(執筆順)	菊地　利明	新潟大学大学院医歯学総合研究科 呼吸器・感染症内科学分野
	御手洗　聡	結核予防会結核研究所 抗酸菌部
	伊藤　穣	名古屋市立大学大学院医学研究科 呼吸器・免疫アレルギー内科学
	藤内　智	国立病院機構旭川医療センター 呼吸器内科
	中川　拓	国立病院機構東名古屋病院 呼吸器内科
	倉島　篤行	結核予防会複十字病院 臨床研究アドバイザー
	小川　賢二	国立病院機構東名古屋病院 臨床研究部長
	鈴木　克洋	国立病院機構近畿中央胸部疾患センター 副院長
	長谷川直樹	慶應義塾大学病院 感染制御センター・感染症外来
	白石　裕治	結核予防会複十字病院 呼吸器外科
	平野　淳	国立病院機構東名古屋病院 薬剤科
	永井　英明	国立病院機構東京病院 感染症科部長
	徳田　均	JCHO 東京山手メディカルセンター 呼吸器内科

医学書院

非結核性抗酸菌症診療マニュアル
発　行　2015年3月15日　第1版第1刷©
　　　　2021年1月15日　第1版第5刷

編　集　日本結核病学会
発行者　株式会社　医学書院
　　　　代表取締役　金原　俊
　　　　〒113-8719　東京都文京区本郷1-28-23
　　　　電話　03-3817-5600(社内案内)
印刷・製本　真興社

本書の複製権・翻訳権・上映権・譲渡権・貸与権・公衆送信権(送信可能化権を含む)は株式会社医学書院が保有します．

ISBN978-4-260-02074-9

本書を無断で複製する行為(複写，スキャン，デジタルデータ化など)は，「私的使用のための複製」など著作権法上の限られた例外を除き禁じられています．大学，病院，診療所，企業などにおいて，業務上使用する目的(診療，研究活動を含む)で上記の行為を行うことは，その使用範囲が内部的であっても，私的使用には該当せず，違法です．また私的使用に該当する場合であっても，代行業者等の第三者に依頼して上記の行為を行うことは違法となります．

|JCOPY|〈出版者著作権管理機構　委託出版物〉

本書の無断複製は著作権法上での例外を除き禁じられています．複製される場合は，そのつど事前に，出版者著作権管理機構(電話 03-5244-5088，FAX 03-5244-5089，info@jcopy.or.jp)の許諾を得てください．

理事長の言葉

　肺非結核性抗酸菌症の罹患率は，このところ一定の割合で漸増傾向にあることが推定されています．肺非結核性抗酸菌症の治療は難渋することが多く，また再排菌例も少なからず認められることから有病率も高くなり，呼吸器専門医だけでなく，一般臨床医が外来診療を行うことも多くなっています．

　日本結核病学会では2004年4月から新医師臨床研修制度が始まったことを受け，研修医教育に主眼を置いて，結核症の全般にわたる体系的な「結核診療ガイドライン」を2009年に発刊しました．臨床研修医以外にも一般臨床医，また呼吸器専門医にも大変好評であり，2012年に改訂第2版，また2015年には改訂第3版と相次いで改訂版が発刊されています．

　一方，肺非結核性抗酸菌症については，日本結核病学会非結核性抗酸菌症対策委員会から，その時々に，診断や治療に関する指針が報告されてきました．1998年には「非定型抗酸菌症の治療に関する見解―1998年」，2003年には「肺非結核性抗酸菌症診断に関する見解―2003年」，2008年には「肺非結核性抗酸菌症診断に関する指針―2008年」，「肺非結核性抗酸菌症に対する外科治療の指針」，「肺非結核性抗酸菌症化学療法に関する見解―2008暫定」，2012年には「肺非結核性抗酸菌症化学療法に関する見解―2012年改訂」と相次ぎました．しかし，非結核性抗酸菌症の全般にわたる，まとまった書籍としての発刊はありませんでした．日本結核病学会としては，非結核性抗酸菌症のすべてを網羅する書籍をぜひ発刊したいと考えました．そして非結核性抗酸菌症対策委員会の鈴木克洋委員長に，執筆者の選考から編集までをすべてお願いして，今回の「非結核性抗酸菌症診療マニュアル」が完成しました．

　出来上がった「非結核性抗酸菌症診療マニュアル」の内容を見ますと，感染源の検索や，再感染と再燃の鑑別などで注目されている分子疫学的解析がとりあげられています．結核では積極的疫学調査で感染源の解明や集団結核などでなじみの深いこの方法が，非結核性抗酸菌症でも研究面も含め，大いに利用されていくと思います．またわが国で，血清学的診断法として開発された「キャピリアMAC®抗体ELISA」は，感度および特異度の両面からすぐれた成績が出ており，補助的診断法として肺MAC（*Mycobacterium avium* complex）症の早期診断に役立つと，期待されているところです．さらに肺MAC症については，その標準治療，治療開始時期，治療期間，外科治療併用の問題など，多くの点について記載していただき，日常臨床に大変に役立つ内容となっております．

　この本の発刊に向けて大変ご尽力いただいた鈴木克洋委員長をはじめとして，ご執筆いただいた先生方，医学書院の担当者の皆様方に感謝申し上げます．そして臨床研修医や一般臨床医，呼吸器専門医などの医師のみならず，臨床検査技師や看護師などにも広く活用されることを願っております．

2015年1月

山岸文雄

（日本結核病学会　理事長）

序

　このたび日本結核病学会から「非結核性抗酸菌症診療マニュアル」を発刊することになりました．徐々に減少する結核に対して，非結核性抗酸菌症は増加の一途をたどっています．元々は結核専門医が担当するまれな疾患でしたが，現在では一般医家のクリニックでも決して珍しくない病気となっています．旧来のテキストブックは，どちらかというと玄人好みの書きかたで，一般医家の先生には読みにくいものが多かったと思います．本書では，最新の情報をコンパクトにまとめ，普通の臨床医にわかりやすく役立つ内容での編集を心がけたつもりです．非結核性抗酸菌症対策委員会のメンバーを中心に，日本結核病学会の会員に執筆を依頼しました．多忙ななか，素晴らしい原稿を快く執筆してくれた各執筆者にこの場を借りて深謝したいと思います．

　非結核性抗酸菌症は，結核と異なり公衆衛生的な問題はありません．しかし当初は結核と区別しにくい，薬剤効果が乏しく慢性化する例が多い，症例によって経過や予後が大きく異なるなど，一般医家の先生にとって厄介な病気である点は変わりありません．2008年まで保険適用のある薬剤が全くなかったという驚くべき事実もあります．その後各方面の努力で保険適用のある薬剤が徐々に増加し，現在5種類となりました．やっと「診療マニュアル」が作成できる条件が整備されたといえるでしょう．しかしまだまだわからないことの多いあいまいな病気です．いわゆる「エビデンス」は乏しく，「ガイドライン」は作成できないのが現状です．本書をきっかけとして非結核性抗酸菌症に興味を持つ医療従事者が増加し，今後「エビデンス」が蓄積するとともに，将来有効な治療法が開発されることを切に願っております．

2015年2月

責任編集者
鈴木克洋
（日本結核病学会非結核性抗酸菌症対策委員会　委員長）

目次

第1章 非結核性抗酸菌症の現状　1

I 日本と世界の疫学と動向について　菊地 利明　2
1. 日本の状況　2
2. 米国の状況　8
3. その他諸外国の状況　12

第2章 非結核性抗酸菌の細菌学　15

I 細菌検査　御手洗 聡　16
1. 非結核性抗酸菌とは　16
2. 抗酸菌検査の方法　17
3. 抗酸菌塗抹検査　18
4. 抗酸菌培養検査　21
5. 抗酸菌同定検査　24
6. 薬剤感受性試験　28

II NTMの分子疫学解析と感染源　伊藤 穣　34
1. NTMに用いられる分子疫学解析法　34
2. NTMの生息環境と感染経路　36
3. NTMにおける分子疫学的解析法の応用　37
4. 環境曝露とMAC感染の危険因子　39
5. 感染源と生活指導　40

第3章 肺非結核性抗酸菌症の診断　45

I 臨床症状・画像診断　藤内 智　46
1. はじめに　46
2. 臨床症状　47
3. 画像診断　48

Ⅱ 血液検査（血清診断） ……………………………… 中川 拓　59

1. 肺MAC症診断の現状 …………………………………………… 59
2. 肺MAC症の血清診断法の開発 ………………………………… 60
3. MAC血清診断における臨床的諸問題 ………………………… 63
4. MACの潜在性感染はあるのか？ ……………………………… 65
5. MACの血清診断の使用法のまとめ …………………………… 66

Ⅲ NTM症の診断基準とその運用 ………………… 倉島 篤行　68

1. 新しい診断基準に至る経緯 …………………………………… 68
2. わが国の2008年診断基準の内容と特徴 ……………………… 70
3. 今後の課題 ……………………………………………………… 73

第4章　肺非結核性抗酸菌症の治療　75

Ⅰ 肺MAC症の治療 ……………………………………… 小川 賢二　76

1. 肺MAC症治療に関する学会の見解 …………………………… 76
2. 学会の見解に対する解説 ……………………………………… 80

Ⅱ 肺カンサシ症の治療 ………………………………… 鈴木 克洋　89

1. 肺カンサシ症の基礎知識 ……………………………………… 89
2. 肺カンサシ症の治療 …………………………………………… 91

Ⅲ その他の肺非結核性抗酸菌症の治療 ……… 長谷川 直樹　95

1. 迅速発育菌 ……………………………………………………… 96
2. 遅発育菌 ………………………………………………………… 99
3. 外科治療 ………………………………………………………… 100

Ⅳ 肺NTM症の外科療法 ……………………………… 白石 裕治　103

はじめに ……………………………………………………………… 103
1. 外科療法の目的 ………………………………………………… 103
2. 米国ガイドラインでの外科療法の適応 ……………………… 104
3. わが国のガイドラインでの外科療法の適応 ………………… 104
4. 術前耐術能評価 ………………………………………………… 106
5. 外科療法の効果 ………………………………………………… 106
6. 今後の課題 ……………………………………………………… 107
おわりに ……………………………………………………………… 107

V 主な薬剤の解説と副作用対策 ……………………………………… 平野 淳　109

1　クラリスロマイシン(CAM：Clarithromycin) ……………………………… 109
2　リファンピシン(RFP：Rifampicin) ………………………………………… 110
3　エタンブトール(EB：Ethambutol) ………………………………………… 111
4　アミノグリコシド系抗菌薬 …………………………………………………… 112
5　リファブチン(RBT：Rifabutin) …………………………………………… 113
6　キノロン系抗菌薬〔例：シタフロキサシン(STFX：Sitafloxacin)〕 ……… 114

第5章　特殊な病態における非結核性抗酸菌症　117

I　HIV 感染 ……………………………………………………………… 永井 英明　118

1　*M. avium* complex(MAC) ………………………………………………… 118
2　*M. kansasii* ………………………………………………………………… 120
3　その他の非結核性抗酸菌 …………………………………………………… 121

II　関節リウマチと生物学的製剤 ………………………………………… 徳田 均　124

1　生物学的製剤 ………………………………………………………………… 124
2　RA 患者の肺の基礎病変-NTM 症発症の母地 …………………………… 125
3　RA に合併する NTM 症，わが国の実態，米国の実態 …………………… 128
4　NTM 症の診断 ……………………………………………………………… 129
5　NTM 症の治療 ……………………………………………………………… 132
6　NTM 症と生物学的製剤 …………………………………………………… 135

索引 ……………………………………………………………………………………… 139

第1章

非結核性抗酸菌症の現状

I 日本と世界の疫学と動向について

1 日本の状況

　非結核性抗酸菌（NTM：nontuberculous mycobacteria）症の患者数増加は，日常診療においてしばしば実感するところである．しかし，ヒトを宿主としながら感染伝播する結核菌とは異なり，環境中に広く寄生しているNTMは，公衆衛生上の標的には挙げられず，NTM症についての正確な疫学データは世界的にも存在しない[1,2]．そこで，さまざまな方法による推計が試みられている．

調査開始の初期

　わが国におけるNTM症の疫学研究は，1968年に束村らにより結成された国立療養所非定型抗酸菌症共同研究班の年次調査がさきがけとされている[3]．この調査は，1971年1月1日以降全国に散在する国立療養所の肺結核病棟へ新たに入院した患者を対象に始められた．1971年は13施設から27例の肺NTM症が報告されている．これらの施設を定点としながら調査は続けられ，1997年には16施設から369例の肺NTM症が報告されている[4]．そして，この研究班では，肺結核に対する肺NTM症の比率を算出し，これと肺結核の罹患率から，わが国全体の肺NTM症の罹患率を推定している．それによると，1971年に10万人対0.9だった推定罹患率は漸増して，1984年に初めて2を超え，1990年には2.4まで増加してきたことが示されている（表1）[4,5]．さらにこの30年近くにわたって続けられた研究では，*Mycobacterium kansasii*（*M. kansasii*）症が東京から全国へと広がっていく過程も示されている[5,6]．*M. kansasii*症は1977年までは東京周辺だけに限られていた．それが1978年には東京以西の西日本全域に広がり，特に大阪の近畿中央病院に多発するようになっている．そして1987年には，初めて北海道でも*M. kansasii*症の発症が報告され，この時期*M. kansasii*症はほぼ全国的に広まったものと思われる[5]．

　1985年から1990年にかけては，坂谷らが中心となって全国アンケート調査が行われている[7]．結核診療に実績のある211の国公私立の医療施設へ，抗酸菌症の新入院患者数の調査を依頼し，全国97の医療施設からその回答を得ている．それを国立療養所非定型抗酸菌症共同研究班と同様の手法で解析した結果，NTM症の罹患率は，人口10万人対4.2から6.9と，6年間に1.7倍増加したことが推定されている．さらにこの全国調査では，NTM症の患者数が全国的に増加傾向とはいえ，患者数自体は全国均一ではなく，結核症と同様に西南日本に多く北海道・東北地方には少ないことも示されている．菌種別では，*M. avium*症

表1 肺NTM症の主な疫学研究

場所*	時期	対象	有病率(10万人対)	罹患率(10万人対)	原因菌種(主に上位4菌種を示す)	筆頭著者
日本	1971	住民		0.9	MAC（83%） M. kansasii M. gordonae M. abscessus	束村[3] 坂谷[9] 佐藤[11] 森本[12]
	2005		33-65			
	2007			5.7		
米国	1997	65歳以上対象医療保険制度	20			Adjemian[15]
	2007		47			
米国 CA/CO/PA/WA	2004-2006	統合医療提供制度	5.5（年平均）		MAC（80%） M. abscessus/chelonae M. fortuitum M. kansasii	Prevots[17]
米国 OR	2005-2006	住民	8.6（2年間）		MAC（88%） M. abscessus/chelonae M. simiae M. kansasii	Winthrop[19]
カナダ Ont	1998	住民	4.9		MAC（64%） M. xenopi M. abscessus M. fortuitum	Marras[20]
	2010		9.8			
豪州 QLD	1999	住民		2.2	MAC（75%） M. kansasii M. abscessus M. chelonae	Thomson[21]
	2005			3.3		
台湾	2000	大学病院		1.3	MAC（38%）	Lai[22]
	2008			7.9		
英国	1995	住民		0.9	MAC（40%） M. gordonae M. kansasii M. malmoense	Moore[†23]
	2006			2.9		
フランス	2001	住民		0.7	MAC（48%） M. xenopi M. kansasii M. abscessus	Dailloux[24]
	2003			0.7		
デンマーク	1997	住民		1.7	MAC（57%） M. malmoense M. xenopi M. abscessus	Andréjak[25]
	2008			1.5		

* CA，カリフォルニア州；CO，コロラド州；PA，ペンシルベニア州；WA，ワシントン州；OR，オレゴン州；Ont，オンタリオ州；QLD，クイーンズランド州
† 罹患率や菌種のデータには，肺NTM症だけでなく肺外NTM症も含まれる

と M. intracellulare 症を合わせた M. avium complex（MAC）症883例に対し M. kansasii 症は156例であった．そしてMAC症の男女はほぼ同数で平均年齢も男性66歳・女性68歳とほぼ同じであったのに対し，M. kansasii 症では男性143例（平均年齢53歳）・女性13例（同60歳）と若年男性に発症が偏っていることが報告されている．

結核活動性分類の改訂

　1996年1月，結核予防法（当時）による患者登録に用いられていた結核活動性分類が改訂となり，「非定型抗酸菌陽性」という分類項目が新たに作られた．こうして厚生労働省健康局結核感染症課が全国から集計したNTM症のデータは，性別・年齢階層別・都道府県別として「結核の統計」に掲載されている．2002年には，NTM症の新規登録患者数は男性2,071人・女性2,628人，総数4,699人とやや女性に多く，人口10万人対の罹患率は3.7と示されている[8]．NTM症と診断した症例は基本的に「非定型抗酸菌陽性」として登録し，臨床的に意味のないと思われる排菌は登録しないことになっていたことから，ある程度正確な疫学情報が公的に収集できていたものと思われる．しかし残念ながら，2005年4月に結核活動性分類が再び改訂される際，「非定型抗酸菌陽性」の分類項目は削除され，NTM症は登録対象から外されている．

大規模調査の開始

　2001年4月から同年9月まで，坂谷と佐藤らによる非結核性抗酸菌症研究協議会が，全国200床以上の病院を対象に，NTM症の実態についてアンケート調査を行っている[9,10]．521の病院から回答を得て，新規に診断されたNTM症1,522例，排菌陽性肺結核症3,692例を集めた．この調査結果と，2001年の厚生労働省結核発生動向調査による結核患者数から，肺NTM症の1年間の新規発生数は約8千人，罹患率は人口10万人対6.3と推計された．原因菌種別では，*M. avium*症が58%，*M. intracellulare*症が25%，*M. kansasii*症が8%と，この上位3菌種で全体の91%を占めていた（表1）．これ以外の希少菌種としては，*M. gordonae*症が2%，*M. abscessus*症が2%，*M. fortuitum*症が1%，*M. chelonae*症が1%と続いていた（図1）．*M. avium*症と*M. intracellulare*症の比率を1990年代初頭の報告に比べてみると，全国的に*M. avium*症の比率が増す傾向にあった．これによって，*M. avium*症と*M. intracellulare*症の地域的な偏りにも変化が生じていた（図2）．当初日本国内で北方から南下するに従って，*M. avium*症の割合は減り，おおむね関東以北は8割，中部と近畿は6割，中国以西は4割程度とされていたが，2001年には中国以西でも*M. avium*症と*M. intracellulare*症がほぼ半々となっている．

　この*M. avium*症の増加傾向は，2007年1月から2月にかけて非結核性抗酸菌症研究協議会によって再び行われた全国調査でも確かめられている．2007年の全国調査では，肺NTM症996例が集められた．2001年の全国調査と同じように，厚生労働省結核発生動向調査から罹患率が推計されている．2001年から2007年への変化を菌種別に見てみると，*M. avium*症の罹患率は人口10万人対3.4から3.7と増加しているのに対し，*M. intracellulare*症と*M. kansasii*症の罹患率はそれぞれ1.5と0.5のまま変わっていなかった．これら主要3菌種の罹患率を合算して，2007年の肺NTM症の罹患率は5.7と推計されている（表1）．そ

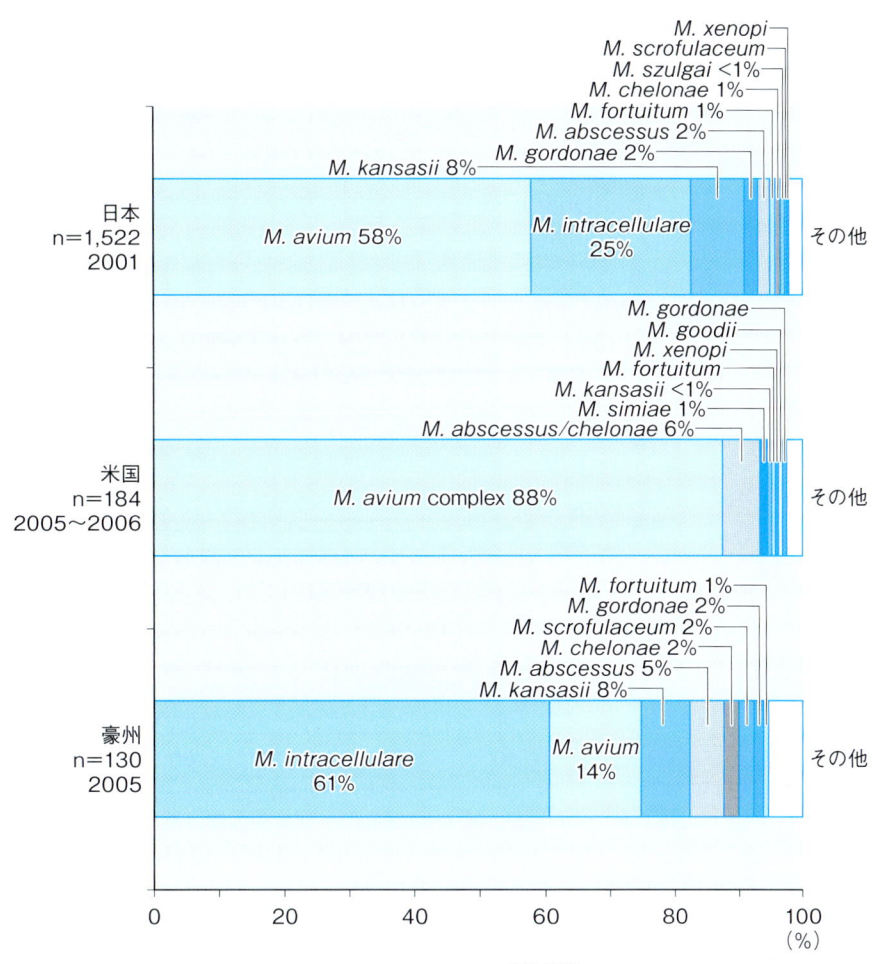

図1 肺NTM症における原因菌種比率の国際比較[9-11,19,21].

こで，この非結核性抗酸菌症研究協議会の2007年の推定罹患率と，これまでの国立療養所非定型抗酸菌症共同研究班と厚生労働省健康局結核感染症課のデータをまとめてみると，調査の対象や手法が全く異なる3つのデータを統合したことを勘案しても，肺NTM症の罹患率は1971年から一定の割合で漸増傾向であることが読み取れる(図3)[12].

このように，わが国におけるNTM症の疫学研究では，その罹患率を肺結核症との対比によって推定するという手法が主に用いられてきた．これに対し森本らは，厚生労働省の死亡統計に着目してNTM症の死亡状況を調査し，さらにはそのデータを基に有病率を推定している[12,13]．この研究では，厚生労働省統計情報部の人口動態統計から，NTM症に相当する死因コード「その他のマイコバクテリアによる疾患(1970年から1994年)」「その他のマイコバクテリアによる感染症(1995年から2005年)」「その他の非結核性抗酸菌による感染症(2006年以降)」を用いて，NTM症の死亡統計を抽出している．それによると，1970年のNTM症

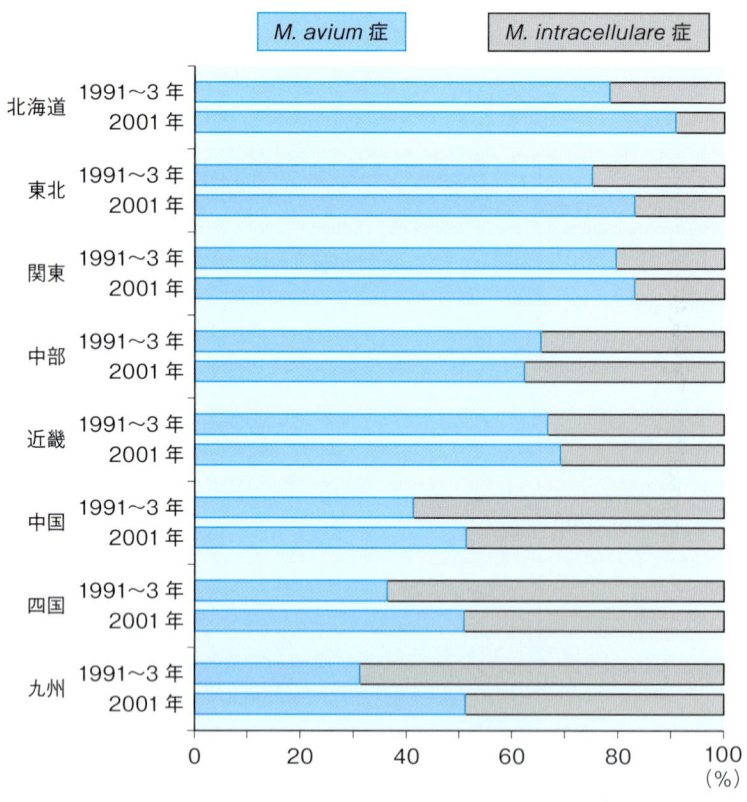

図2 *M. avium*症と*M. intracellulare*症比率の地方別比較[9-11].

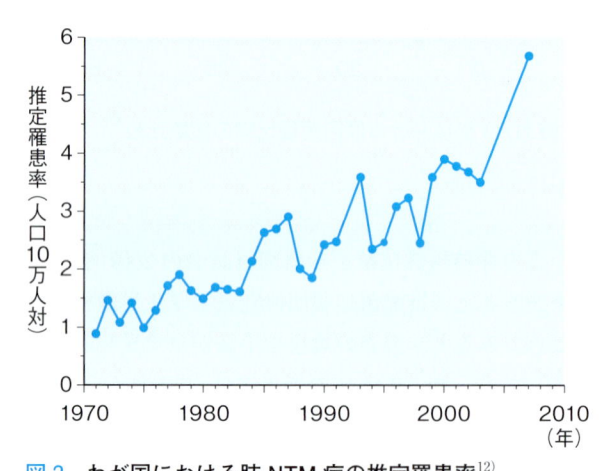

図3 わが国における肺NTM症の推定罹患率[12].
1971年から1997年は国立療養所非定型抗酸菌症共同研究班，1998年から2003年は厚生労働省健康局結核感染症課，2007年は非結核性抗酸菌症研究協議会がそれぞれ集計したデータを用いて作成している．

による死亡者数は男2名・女1名の計3名で，以後1980年30人，1990年158人，2000年608人と増え続けている．

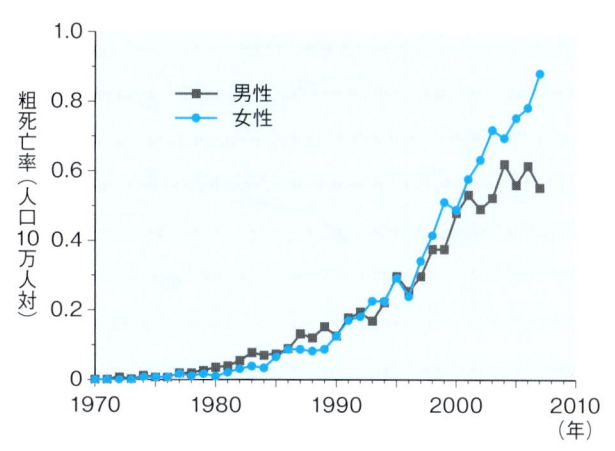

図4 わが国におけるNTM症の男女別粗死亡率[12-13].
森本らが報告したNTM症による死亡者数と、総務省統計局の人口推計による日本人人口を用いて、NTM症による人口10万人対粗死亡率を男女別に算出した.

■ 男女差，地域差の明確化

　この森本らのデータを基に，総務省統計局の人口推計による日本人人口（各年10月1日現在）を用いて，NTM症による粗死亡率を計算してみると，1970年の人口10万人対0.003から経時的に漸増し，2007年には人口10万人対0.72と約250倍に達している[13]．注目すべきは粗死亡率の男女差で，1980年代までは男性が優位に推移してきたものの，1990年代に入ると女性が男性を上回る年が散見され始め，2000年代になると女性の優位性が明瞭となってその差は広がり続けている（図4）．前述の「2000年に入りM. kansasii症の罹患率に変化はないもののM. avium症の罹患率が増えている」とする非結核性抗酸菌症研究協議会の報告と合わせて考えると，1990年代を境に，男性に多いM. kansasii症と線維空洞型肺MAC症が不変あるいは減少に転じる一方で，中高年女性に好発する結節・気管支拡張型肺MAC症が増加してきていることがうかがえる．

　また森本らは，NTM症の死亡者数を地域別の推移でも示している[13]．それによると，1970年に関東でのみ報告された死亡者が，1975年には近畿でも報告されるようになった．1980年になると，中部，中国，四国，九州の各地域でもNTM症による死亡者が報告され始め，北海道と東北を除いて，関東以西へNTM症が広がっていったことが推測される．続いて1985年になると，NTM症による死亡者の報告は，北海道と東北を含め，日本の全地域に広がっている．そして2005年の粗死亡率を地域別に比較してみると，従来の推定罹患率による調査研究と同様に西高東低の傾向が認められた．北海道と東北の粗死亡率は人口10万人対それぞれ0.46と0.45と低く，関東はそれに次いで0.51と低かったものの，中部以西の粗死亡率はすべて人口10万人対0.6を超えており，四国では0.91と最も高かった．

　さらにこの死亡者数統計の可能性として，森本らはNTM症の死亡者数から有

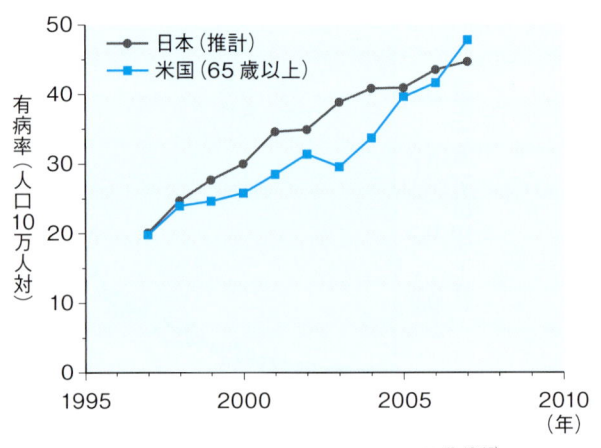

図5 日米における NTM 症の有病率の推移[12-13,15]

わが国の NTM 症による死亡者数から，NTM 症によって年間 1.6% の患者が死亡していると仮定して，人口 10 万人対有病率を推計した．米国のデータは，65 歳以上の Medicare 加入者を対象に，Adjemian らが肺 NTM 症の年間有病率を算出したものである．

病率が推定できることを示している（表1）[12]．わが国の肺 MAC 症患者 634 例を検討したデータによると，肺 MAC 症による死亡率は 5 年で 5.4%，10 年で 15.7% と報告されている[14]．そこで，NTM 症患者のうち 1.6% が 1 年間に亡くなっていると仮定すると，各年の死亡者数を 0.016 で除することにより，NTM 症の患者総数を概算することができる．このようにして NTM 症の人口 10 万人対有病率を推定してみたところ，1997 年から 2007 年にかけて，20 から 45 まで増加していた（図5）．奇しくも，後述する米国の 65 歳以上を対象とした肺 NTM 症の有病率と，ほぼ重なるように推移していることがわかる[15]．

2 米国の状況

NTM 症の疫学研究として，Adjemian らは，米国の高齢者および障害者向けの公的医療保険制度 Medicare のデータを 1997 年から 2007 年まで解析している[15]．65 歳以上の加入者 230 万人を全米より抽出し，肺 NTM 症に関連する ICD-9（国際疾病分類第 9 版）コードで，11 年間で計 2,548 例の肺 NTM 症患者を同定している．1 年当たりの有病率を算出すると，1997 年の人口 10 万人対 20 から 2007 年の 47 まで 11 年間で 2 倍以上増加していた（表1）．前述したように，この有病率の伸びは，わが国の死亡者統計から推定した有病率とよく重なっている（図5）．ただし，肺 NTM 症の好発年齢は中高年であることから，65 歳以上の高齢者を対象とした Medicare の有病率は，全人口を対象にした場合より当然高値となる．これを勘案すると，肺 NTM 症患者は日米で同じように増加傾向ではあるが，全人口に対する有病率はわが国のほうが高いと推測される．実際，この

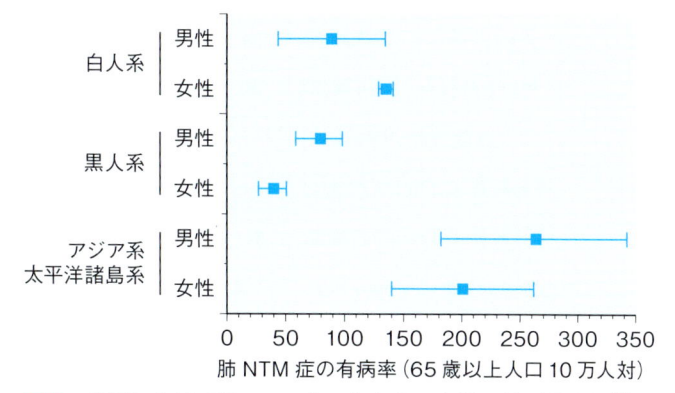

図6 米国における肺NTM症の有病率の人種・性別間比較[15].
65歳以上のMedicare加入者を対象に，1997年から2007年の肺NTM症の有病率を人種・性別間で比較した．

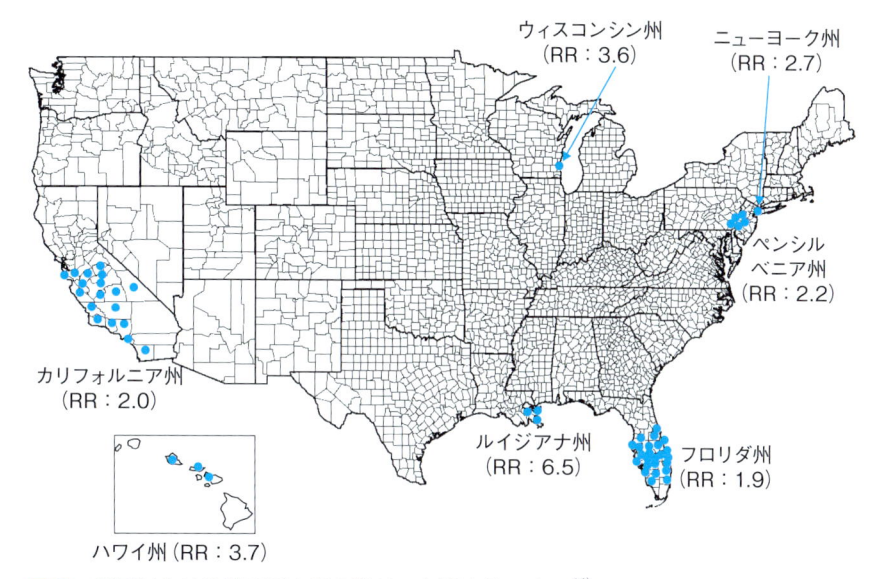

図7 米国における肺NTM症の高リスク郡クラスター[16].
Adjemianらが明らかとした肺NTM症発症の高リスク郡を青丸でプロットした．全米7州に高リスク郡クラスターが認められ，ルイジアナ州のクラスターが最も高い相対危険度（RR：relative risk）を示していた．

Medicareのデータでも，11年間の有病率を人種間で比較した場合，白人系人種の10万人対116に対し，アジア系・太平洋諸島系人種では228と2倍高く，日本人を含めアジア系人種は肺NTM症により罹患しやすいことが示唆されている（図6）．

■ 環境因子の列挙

この続報としてAdjemianらは，Medicareから同定した2,548例の肺NTM症患者に対し，肺NTM症と最初に診断されたときに住んでいた場所を郡単位で解析している（図7）[16]．これにより，肺NTM症患者が有意に集積する郡クラス

I 日本と世界の疫学と動向について 9

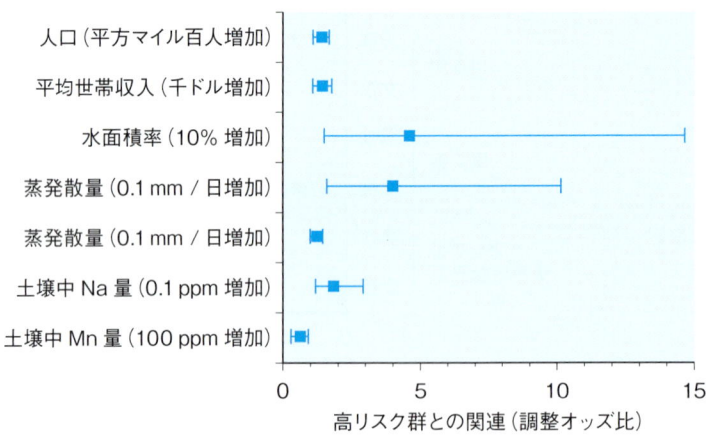

図8 肺NTM症の高リスク郡に関連する因子の多変量ロジスティック回帰分析[16].
各因子の調整オッズ比を，95%信頼区間とともに示す.

ターを全米7か所に見つけ出している．肺NTM症と診断される相対危険度（RR：relative risk）の最も高いクラスターは，ルイジアナ州のプラークマインズを中心とする半径70 kmの地区で，米国の他の地域に比べ6.5倍の相対危険度であった．NTMは水系や土壌に広く生息している環境寄生菌であり，地理的な環境要因も肺NTM症の病因の1つであることが示唆された．さらに，肺NTM症の高リスク群と関連する環境要因を多変量ロジスティック回帰分析で詳しく調べたところ，湿潤な環境や水辺の多い環境，経済的に豊かな人口密集地，銅とナトリウムの含有量が多くてマンガンの含有量が少ない土壌，という危険因子が挙げられている（図8）．

Prevotsらは，カリフォルニア州，コロラド州，ペンシルベニア州，ワシントン州の4か所を統合した医療提供制度を利用して，肺NTM症の疫学動向を報告している[17]．この研究では，1991年から2007年の抗酸菌検査データベースから陽性検体（7,940人の患者からの28,697検体）をまず抽出している．この患者群の中から，2007年に米国胸部学会（ATS：American Thoracic Society）と米国感染症学会（IDSA：Infectious Diseases Society of America）の合同で改訂したNTM症の診断基準に倣い，喀痰なら2回以上，気管支鏡検査あるいは肺生検の検体であれば1回，*M. gordonae*以外のNTMの検出された患者1,865例を肺NTM症として挙げている[18]．その菌種の内訳は，わが国と同様にMACが80%を占めているが，*M. abscessus/chelonae*が12%と続いている（表1）．さらに肺NTM症患者の性別や年齢の解析も加え，2000年の米国国勢調査を基に標準人口に調整したところ，2004～2006年の年平均有病率は人口10万対5.5と算出されている．年齢層別の有病率では，60歳未満では人口10万人対1.7だった肺NTM症の有病率が，60歳代では15と7倍以上に著増し，以後70歳代では30，80歳以上では57と約2倍ずつ増加していくことが示されている（図9）．

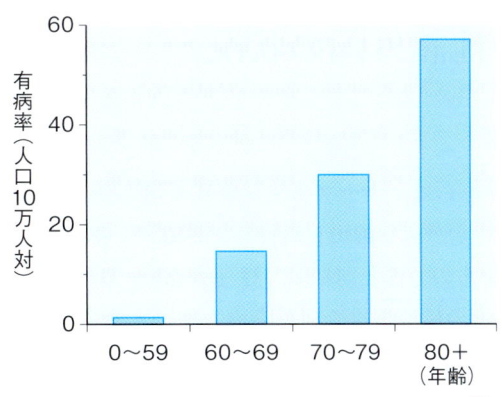

図9 米国における肺NTM症の年齢層別有病率[17]．2004年から2006年の年間有病率を年齢層別に表記した．

胸部画像情報との照合

　同じように，抗酸菌検査データからNTM症の患者データを検索していく手法を用いて，WinthropらはJ，カリフォルニア州の北隣に位置するオレゴン州全体で疫学調査を行っている[19]．その調査によると，2005年と2006年の2年間，1回でも呼吸器系検体からNTMが検出されたオレゴン州住民は807例であった．そのうち371例で，抗酸菌検査以外の画像検査を含む臨床情報を収集できており，ATS/IDSA診断基準に照らして，184例を肺NTM症と確認している．その内訳は平均68歳の女性109例と，平均62歳の男性75例で，高齢女性に優位であった．原因菌種では肺MAC症が161例と88％を占め，続いてM. abscessus/chelonae症が6％であった．わが国に比べると，米国ではM. abscessus/chelonae症が多くM. kansasii症が少ない傾向が読み取れる（図1）．そして住民数と合わせて，2年間の有病率は人口10万人対8.6と算出されている（表1）．このWinthropらの疫学研究で特筆すべきは，抗酸菌検査データと胸部画像情報を結び付けて解析している点である．これによって，線維空洞型MAC症と思われる空洞性胸部陰影は男性に，結節・気管支拡張型MAC症と思われる気管支拡張症の合併は女性に多いことが示されている．さらに，胸部画像を重視した臨床所見と抗酸菌検査所見の2つから成る現行のATS/IDSA診断基準に対し，抗酸菌検査所見の基準を満たした214例のうち，183例（86％）は臨床所見の基準も満たしていた．すなわち肺NTM症の疫学調査で，抗酸菌検査所見のみで肺NTM症とした際の陽性的中率は86％であることを示している．

3 その他諸外国の状況

カナダ

　Marrasらは，カナダのオンタリオ州の全住民を対象に，抗酸菌検査記録から肺NTM症患者を抽出し解析している[20]．肺NTM症患者の抽出方法は，上述のPrevotsらの方法と同様で，*M. gordonae*以外のNTMが検出され，ATS/IDSA診断基準の抗酸菌検査所見を満たすことを条件としている．1998〜2010年までの有病率を解析したところ，Adjemianらが報告した米国の傾向と同様で，1998年の人口10万人対4.9から2010年の9.8と2倍程度の増加が認められている（表1）．ただし肺NTM症の原因菌種は，Prevotsらが報告した米国のデータとは異なり，MAC症の比率が64％とやや低く，次いで*M. xenopi*が23％を占めていた．

オーストラリア

　オーストラリアのクイーンズランド州では，NTM症の患者登録制度があり，これを用いた詳細な疫学データがThomsonらによって報告されている[21]．それによると，1997年のATS/IDSA診断基準に則って肺NTM症と診断された患者の罹患率は，1999年の人口10万人対2.2から2005年の3.3と上昇していた（表1）．なお，現行の2007年に改訂されたATS/IDSA診断基準は，1997年の診断基準に比べ緩やかな内容になっており，現行の診断基準を適応した場合の罹患率は，これより高くなることが予想される．2005年の肺NTM症の原因菌種別では，*M. intracellulare*症が61％，*M. avium*症が14％で，肺MAC症としての比率はわが国とほぼ同じであったが，わが国とは異なり*M. intracellulare*症のほうが優位であった（図1）．また1999〜2005年にかけて，わが国や米国と同様に，線維空洞型MAC症が減り，結節・気管支拡張型MAC症が増加している傾向が示されている．

台湾

　台湾のLaiらは，2000〜2008年の9年間に大学病院でNTMが検出された9,204検体を調べ，2007年のATS/IDSA診断基準を満たす肺NTM症患者894例を同定している[22]．そのうち38％の342例が肺MAC症であった．肺NTM症の罹患率は，2000年の患者10万人対1.3から2008年の7.9まで著増していた（表1）．この研究結果は三次医療機関単一施設の患者を対象としたデータではあるものの，台湾全体の状況をある程度反映しているものと思われる．

英国

　NTM症の罹患率増加は，英国からも報告されている[23]．病院の検査室から自発的に英国健康保護局（HPA：Health Protection Agency）に報告されたデータを

基に，1995～2006年の罹患率の推移を調べている．それによると，1995年に人口10万人対0.9であった罹患率は，2006年に2.9まで増加している（表1）．菌種別ではMAC症の増加が顕著で，1995年に人口10万人対0.4であった罹患率が，2006年には1.2と3倍に増加している．ただし，英国のMAC症は男女均等に増加しており，中高年女性の結節・気管支拡張型MAC症が優位に増加しているわが国とは状況がやや異なっている．

ヨーロッパ

ヨーロッパでも大陸側では，肺NTM症患者の増加していない国が散見される．Daillouxらの報告によると，フランス全域の32施設から集められた抗酸菌検査の情報を基に，1997年のATS/IDSA診断基準に合致する肺NTM症の患者を調べたところ，2001～2003年にかけて，罹患率は人口10万人対0.74，0.73，0.72と減少傾向にあった（表1）[24]．原因菌種別では，MAC症の48％に次いで，*M. xenopi*症が肺NTM症の25％を占めていた．デンマークの国立医療データベースを用いた研究では，Andréjakらが，肺NTM症の罹患率が1997年の人口10万人対1.7から2008年の1.5とやはり減少していることを示している（表1）[25]．原因菌種別では，MAC症が57％，*M. malmoense*症が8％，*M. xenopi*症が8％，*M. abscessus*症が7％を占めていた．またvan Ingenらは，オランダの4つの病院で1999年から6年間に診療した全患者の診療録を調べ，2007年のATS/IDSA診断基準に合致する肺NTM症は53例であったと報告している[26]．平均すると1つの病院当たり年間2例で，わが国の状況とは少し異なっているようである．53例のうち26例は肺MAC症で，結節・気管支拡張型より線維空洞型が優位な病型であった．

引用文献

1) Marras TK, Daley CL：Epidemiology of human pulmonary infection with nontuberculous mycobacteria. Clin Chest Med 23(3)：553-567, 2002
2) Kendall BA, Winthrop KL：Update on the epidemiology of pulmonary nontuberculous mycobacterial infections. Semin Respir Crit Care Med 34(1)：87-94, 2013
3) 束村道雄，下出久雄，喜多舒彦，ほか：日本における肺非定型抗酸菌症の疫学的・細菌学的研究．結核 55(6)：273-280, 1980
4) 坂谷光則：非定型抗酸菌症の疫学と臨床．結核 74(4)：377-384, 1999
5) 喜多舒彦，束村道雄，久世彰彦，ほか：日本における非定型抗酸菌感染症の研究．結核 66(10)：651-659, 1991
6) 束村道雄，喜多舒彦，下出久雄，ほか：日本における非定型抗酸菌感染症の研究（国療非定型抗酸菌症共同研究班1984年度報告）．結核 61(5)：277-284, 1986
7) 坂谷光則：*M. avium* Complex症の疫学．結核 68(1)：43-46, 1993
8) 厚生労働省健康局結核感染症課（監修）：結核の統計 2003．pp42-43, 財団法人結核予防会, 2003
9) 坂谷光則：非定型抗酸菌症．結核 80(1)：25-30, 2005
10) 佐藤滋樹：肺非結核性抗酸菌症の最近の話題．現代医学 56(2)：317-324, 2008
11) 佐藤滋樹：非結核性抗酸菌症の地域差．結核 86(2)：114-116, 2011

12) 森本耕三：非結核性抗酸菌症の日本と世界における疫学の現状．結核 88(3)：356-359, 2013
13) 森本耕三：日本の非結核性抗酸菌症死亡に関する統計的分析．結核 86(5)：547-552, 2011
14) Hayashi M, Takayanagi N, Kanauchi T, et al：Prognostic factors of 634 HIV-negative patients with *Mycobacterium avium* complex lung disease. Am J Respir Crit Care Med 185(5)：575-583, 2012
15) Adjemian J, Olivier KN, Seitz AE, et al：Prevalence of nontuberculous mycobacterial lung disease in U.S. Medicare beneficiaries. Am J Respir Crit Care Med 185(8)：881-886, 2012
16) Adjemian J, Olivier KN, Seitz AE, et al：Spatial clusters of nontuberculous mycobacterial lung disease in the United States. Am J Respir Crit Care Med 186(6)：553-558, 2012
17) Prevots DR, Shaw PA, Strickland D, et al：Nontuberculous mycobacterial lung disease prevalence at four integrated health care delivery systems. Am J Respir Crit Care Med 182(7)：970-976, 2010
18) Griffith DE, Aksamit T, Brown-Elliott BA, et al：An official ATS/IDSA statement：diagnosis, treatment, and prevention of nontuberculous mycobacterial diseases. Am J Respir Crit Care Med 175(4)：367-416, 2007
19) Winthrop KL, McNelley E, Kendall B, et al：Pulmonary nontuberculous mycobacterial disease prevalence and clinical features：an emerging public health disease. Am J Respir Crit Care Med 182(7)：977-982, 2010
20) Marras TK, Mendelson D, Marchand-Austin A, et al：Pulmonary nontuberculous mycobacterial disease, Ontario, Canada, 1998-2010. Emerg Infect Dis 19(11)：1889-1891, 2013
21) Thomson RM：Changing epidemiology of pulmonary nontuberculous mycobacteria infections. Emerg Infect Dis 16(10)：1576-1583, 2010
22) Lai CC, Tan CK, Chou CH, et al：Increasing incidence of nontuberculous mycobacteria, Taiwan, 2000-2008. Emerg Infect Dis 16(2)：294-296, 2010
23) Moore JE, Kruijshaar ME, Ormerod LP, et al：Increasing reports of non-tuberculous mycobacteria in England, Wales and Northern Ireland, 1995-2006. BMC Public Health 10：612, 2010
24) Dailloux M, Abalain ML, Laurain C, et al：Respiratory infections associated with nontuberculous mycobacteria in non-HIV patients. Eur Respir J 28(6)：1211-1215, 2006
25) Andréjak C, Thomsen VØ, Johansen IS, et al：Nontuberculous pulmonary mycobacteriosis in Denmark：incidence and prognostic factors. Am J Respir Crit Care Med 181(5)：514-521, 2010
26) van Ingen J, Bendien SA, de Lange WC, et al：Clinical relevance of non-tuberculous mycobacteria isolated in the Nijmegen-Arnhem region, The Netherlands. Thorax 64(6)：502-506, 2009

〔菊地　利明〕

第2章

非結核性抗酸菌の細菌学

I 細菌検査

1 非結核性抗酸菌とは

　本項の主要課題は非結核性抗酸菌（NTM：nontuberculosis mycobacteria）に関する検査方法について論ずることである．したがって，まずは抗酸菌について理解する必要がある．抗酸菌は，分類学的には細菌界，*Actinobacteria* 門，*Actinomycetales* 綱，*Corynebacterineae* 目，*Mycobacteriaceae* 科，*Mycobacterium* 属に分類される桿菌で，一般的に定型的抗酸性を有し，グラム染色陽性で，非運動性，空中菌糸非産生性，非芽胞形成性であり，好気性あるいは微好気性の性状を持つものを総称した名称である．この中には結核菌を主とする結核菌群とらい菌，さらにそれ以外の抗酸菌である NTM が含まれる．

■ 抗酸菌の種類

　Prokaryotic Nomenclature Up-to-date によれば 2013 年 12 月の時点で *Mycobacterium* 属（抗酸菌属）に 169 の菌種（亜種 13 種を含む）が登録されている[1]．このうち一般に結核菌群とされているのは *M. tuberculosis*，*M. bovis*（BCG を含む），*M. africanum*，*M. caprae*，*M. canettii*，*M. microti* および *M. pinnipedii* の 7 菌種であるので，これらとらい菌群（*M. leprae*，*M. lepraemurium*）を除いた 160 菌種が NTM 群ということになる．しかしながら，NTM は現在も増加しつつあり，例えば *M. avium* subsp.（亜種）*hominissuis* などは論文などでよく登場するけれども[2,3]，公的には認められていない．今後これらの「保留」状態にある菌種が認められれば，さらに NTM 群は増加すると思われる．

　一般的に，NTM 群は発育速度や発色性により Runyon I〜IV の 4 群に大別される．この分類法は大雑把な性状を把握するのに便利であるため，現在でもよく利用される．I 群菌のコロニーは暗所では灰白色ないしクリーム色であるが，増殖期の菌に光をあてて再び暗所に戻して培養すると，24 時間以内にレモンイエローに発色する（光発色性：photochromogen）である．II 群菌は暗所培養でもコロニーが黄色〜オレンジ色に着色（暗発色性：scotochromogen）している．III 群菌のコロニーは灰白色〜クリーム色で，光発色性を示さない（non-photochromogen）．I〜III 群の菌種は発育速度が遅いことから，遅発育菌と呼ばれる．これに対して IV 群菌は培養 1 週間以内（初回分離培養では発育に 1 週間以上かかることがある）にコロニーを認め，迅速発育菌（rapid grower）と呼ばれる[4]．

▆ 検査における問題点

　NTMの細菌検査で最大の問題点は，当該菌の多くが環境中に存在する菌であるため[5-9]，結核菌のように「分離同定≒病原性」という図式が成り立たないことである．正確には結核菌においても，患者から結核菌を分離することは「感染症」としての必要条件しか満たしていないが，一般的に結核菌がヒトに病原性を持っており，検査感度の限界から現実的に考えて必要条件だけで診断している．NTMを細菌学的に分離・同定する手法について以降に概説するが，診断上の限界を考慮しつつ利用する必要がある．

2 抗酸菌検査の方法

▆ 抗酸菌検査の出し方

　抗酸菌検査の方法は基本的に「結核菌」を検出することを主眼に発達してきた背景があるため，必ずしもNTMにすべて当てはまるとは限らない．しかしながら，公衆衛生上は結核のほうが脅威であるから，鑑別の意味を含めると本質的に同様のプロセスを辿ることになる．そのため，以降の議論は特に断らない限り結核菌の検出を前提としたプロセスである．

　まずあらゆる細菌学的検査に共通することがらではあるが，使用する検体が良質であることが必要である．抗酸菌症は結核でもNTM症でも多くは呼吸器感染症であるため，検体として最も多く利用されるのは喀痰（あるいは吸引痰・誘導痰）と考えられる．定量的評価による病原性診断を行う一般細菌でも喀痰検体の質（膿性度）が高いほど起炎菌決定率が高くなることが示されている[10]．同様に抗酸菌症でも検体の膿性度が高くなるほど塗抹/培養検査での陽性率が高くなる．このため，排痰の際に以下のような指導を行うことが高感度な抗酸菌検出に有効と思われる[11]．

1. 早朝痰を採取する（朝食前）．
2. 深呼吸する．
3. 軽く身体を動かす．
4. 水分を補給する（痰を軟らかくする）．
5. タッピングやバイブレータを使用する（振動により痰を剝がれやすくする）．
6. 深い咳をする．
7. 体位ドレナージ（理学療法士による指導が理想的）

　どうしても痰が出にくい場合は，3％食塩水を20mL程度超音波ネブライザーで吸入する．なお，使用する水がNTMに汚染していることがあるので，注射用水などフィルター濾過処理してある水を使用し，水道水は使用しない．線毛に対

する共鳴効果を利用した喀痰誘発器具も利用可能である[12].

　検体の質を維持するため，採取した検体は速やかに検査を実施する．もし喀痰について速やかに検査を実施できない場合は冷蔵保存する．一般的な冷蔵庫で数日（3日程度）であれば培養陽性率を損なわずに保存可能である．胃液からの抗酸菌検出を行う場合，4時間以内に検査を開始できなければ炭酸ソーダ 100 mg を加えて酸を中和しておく．ただし，胃液からNTMが分離されても直ちに病原菌とは判断できないので注意が必要である．

■ 検査回数

　抗酸菌症診断時の細菌学的検査の回数は，基本的に3回（毎日1回，連続3回）といわれている．これには2つの理由がある．1つは一般的な呼吸器の肺非結核性抗酸菌症診断基準が複数回の抗酸菌の分離を求めているからである．もう1つは累積的に得られる検査感度の上昇が一般的に3回で頭打ちになるためである．検査が陽性となる患者全体を100％とした場合，おおむね1回目の検体で80〜90％，2回目で5〜10％，3回目で1〜5％程度の「陽性寄与」があるとされている[13-15]．もし3回の検査で1回しか目的のNTMが得られなかった場合は，確率的にさらに複数回の検査を実施する必要が考えられる．なお，結核菌検査指針2007では，結核菌を目的としていれば初回の塗抹検査で2＋以上であれば3回の検査は必要ないとしているが，複数回の培養陽性を求められる非結核性抗酸菌症の診断の場合はこの限りではないと思われる[16]．

■ 検査オーダーの順番

　検査をオーダーする場合，基本的に「塗抹検査」と「培養検査」の2項目は同時にオーダーすべきである[17]．これは特に塗抹陽性結核患者の感染力が強いことを前提に迅速診断することを考慮したものであるが，NTMでは必ずしも必要ない．塗抹陽性であれば，核酸増幅法検査を考慮する（結核でないことが明確であれば必ずしも必要ない）．後述するが，核酸増幅法検査の結果は現時点でNTM症の診断基準に適用できないと思われるため，利用するかどうかは主治医の判断に依る．

3　抗酸菌塗抹検査

　抗酸菌塗抹検査は抗酸菌の定義上の要件でもある「抗酸性」を利用した検査法である．抗酸性とは，染色液が酸やアルコールによって脱色されないことであり，耐酸性という意味ではない．抗酸菌塗抹検査はおよそ120年前に開発された方法であるが，現在でも実践上最も迅速性の高い検査法である．NTMが原則としてヒトからヒトへ感染しないことや，2008年の日本結核病学会の診断基準で抗酸菌塗抹検査結果による必要培養陽性結果数が変化する基準が改訂されたことを考慮すると，抗酸菌塗抹検査は必ずしも必要ではない[18]．しかしながら，抗酸菌症

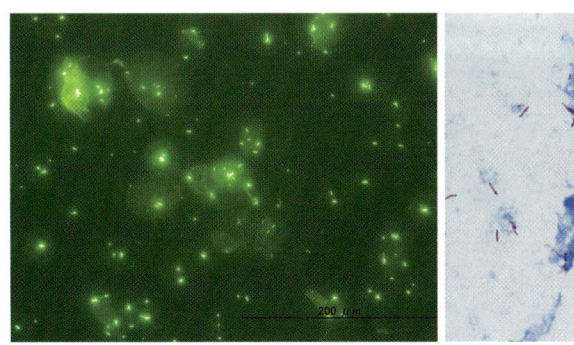

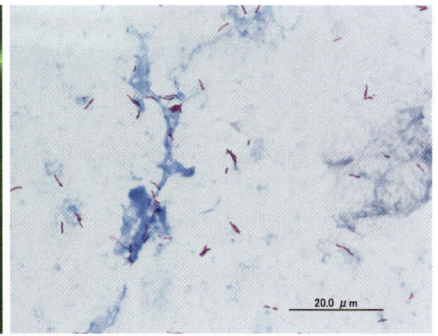

図1 *M. avium* complex の抗酸菌塗抹(左：蛍光染色，右：チール・ネールゼン染色)

全体で考えた場合の結核の占める割合が依然として無視できない状況であることから，抗酸菌塗抹検査は総合的にはいまだ必須と考えられる．

抗酸菌塗抹検査は，検体をスライド上に固定し，適切な染色液で可視化して顕微鏡下で直接形態や染色性を観察する．抗酸菌は基本的に桿菌であるが，多型性があるため時に球菌状やこん棒状，フィラメント状などの形態を示すことがある．

塗抹標本の作製には，直接法と集菌法がある．直接法では，検体を直接スライドに塗布する．これに対して，集菌法では検体を消化・均質化し，遠心集菌して沈渣を塗抹する．原則として，均等化集菌検体を用いた方法(集菌法)を塗抹検査の標準とする．

■ 染色法

抗酸菌の染色法には，一般にチール・ネールゼン(Ziehl Neelsen；Z-N)法と蛍光法がある．チール・ネールゼン染色法は抗酸性の確認(同定検査)上も重要であるが，基本的に500〜1,000倍(一般に油浸)で観察する必要がある．これに対して，蛍光法は低倍率(200倍)で検鏡するため可視範囲が広く，暗い背景に光る菌体を見つけ出すので，チール・ネールゼン染色法よりも感度が高い(図1)．蛍光染色にはオーラミンOあるいはアクリジンオレンジを使用した方法があり，キット化されている．抗酸菌塗抹検査手技を表1に，検査所見の記録方法を表2に示した．塗抹検査で±の結果が得られた場合はベッドサイドや検査室内での交叉汚染の可能性が否定できないので，検体を再提出してもらうか同一の検体を使用して再度検査を実施する．それでも±の場合は実数を記載する．再検で陰性であっても，±の結果は主治医に報告し，主治医は臨床的な意義を総合的に判断する．

■ 注意点

抗酸菌塗抹検査では，以下の点に注意が必要である．

表1 抗酸菌染色法

手順	蛍光法（オーラミンO染色）	チール・ネールゼン法（Z-N法）
1. 標本の準備	塗抹・乾燥・火炎固定（ホットプレートでも可）	
2. 染色	石炭酸オーラミンO液をスライドに満載し，室温で10分間放置する	0.3%石炭酸フクシン液をスライドに満載する．下方から湯気が出るまでバーナーなどで加温し，室温で10分間放置する．
3. 水洗	染色液を捨て，水道水で水洗する．	
4. 分別	3%塩酸アルコールを満載し，スライドを軽く動かしても色素が溶け出なくなるまで脱色する．必要に応じて反復する．迅速発育菌は一般に脱色されやすいので，疑いが強い場合は強い脱色は避ける．	
5. 水洗	脱色液を捨て，軽く水洗する．	
6. 後染色	10倍希釈レフレル・メチレンブルー液を満載し，10～20秒後染色を行う．	
7. 水洗	水洗する．	
8. 乾燥	自然乾燥，またはドライヤーで乾燥．線維が誤同定される可能性があるため濾紙を用いてはならない．	自然乾燥，または清潔な濾紙に標本を挟んで水切りする．

表2 鏡検における検出菌数の記載法

記載法	蛍光法（200倍）	Z-N法（1,000倍）	備考*（ガフキー号数）
−	0/30視野	0/300視野	G0
±	1～2/30視野	1～2/300視野	G1
1+	1～19/10視野	1～9/100視野	G2
2+	≥20/10視野	≥10/100視野	G5
3+	≥100/1視野	≥10/1視野	G9

*相当するガフキー号数
日本結核病学会抗酸菌検査法検討委員会（編）：結核菌検査指針2007．p29，結核予防会事業部，2007より

1. 水道水や井戸水には非結核性抗酸菌が存在している可能性がある．特に蛇口付近には M. gordonae が繁殖しやすい．染色プロセスから考えて水洗中の汚染で偽陽性になることはないと思われるが，再染色時などに影響が考えられる．
2. 染色液は退色する（特にオーラミンOによる蛍光染色）ので，特に高温多湿の環境に置かれていたスライドは偽陰性に注意する[19]．
3. 一部の染色液は毒性があり，注意を要する．
4. 塗抹検査では抗酸性と形態しか確認できないため，塗抹検査で菌種同定（結核菌とNTMの区別）を行うことはできない．また，Nocardia や Rhodococcus，Corynebacterium などにも抗酸性があるため，注意が必要である．
5. M. fortuitum など一般的に迅速発育菌でオーラミンO染色による低染色性が報告されている[20]．

結核とNTM症では，NTM症での塗抹陽性率が低いという報告があるが，一方でほとんど変わらないとする報告もある[21]．

4 抗酸菌培養検査

　抗酸菌培養による分離同定はNTM症の診断には基本的に必須である．培養検査は塗抹検査に比べて高感度であり，培養までの日数や培地上のコロニーをカウントすることによる定量性をもっている．一方，迅速発育菌を除いて，他の抗酸菌は基本的に遅発育菌であるため，培養には多くの日数を必要とする．あるいはある種のNTMはらい菌同様に人工培地で培養できない．これらの検査上の特性を理解しておく必要がある．

　NTMの分離同定を目的として抗酸菌培養検査を実施する場合，使用する検体にも注意が必要である．前述したようにNTMの多くは環境中に常在するため，特に水や食物を介して汚染される可能性のある胃液や便は診断上検体としての価値が低いと考えられている．

　抗酸菌培養検査を実施するにあたっては，通常無菌状態である領域から得られる検体（髄液，胸水，腹水など）を除いて，検体採取時に一緒に回収されてしまう一般細菌を除去しておく（汚染除去：decontamination）必要がある．その際一般的に水酸化ナトリウムを使用するが，水酸化ナトリウム自体も抗酸菌に対して有害であり，特に迅速発育菌（*M. fortuitum*, *M. chelonae*, *M. abscessus* など）は結核菌などに比べると高率に水酸化ナトリウム処理で殺菌（あるいは発育不能化）されてしまう．したがって，汚染除去を含む前処理過程では手順を厳密にコントロールする必要がある[22]．

　抗酸菌培養における喀痰などの前処理は，検体の均質化，雑菌汚染，集菌・濃縮によって構成されており，以下のように実施する．

▋ 喀痰の前処理

❶ 喀痰の溶解・均質化

　喀痰は目的とする抗酸菌と一般細菌，およびヒト細胞/残渣の混合物であり，一般的にムコ多糖や核酸による粘性が強いためそのままでは培養できない．そのため，特に膿性度・粘性の高い検体ではセミアルカリプロテアーゼを使用して溶解・均質化を行うことが勧められている．これは一般細菌検査でも使用されている方法である．

❷ 喀痰の消化・汚染除去

　基本的にはN-acetyl L-cystein（NALC）-NaOH（2%）により喀痰の溶解・均質化（消化）と汚染除去を実施する．NALCそのものは一種の還元剤でありムコ多糖類のS-S結合を切断して粘性を低下させる．雑菌処理はNaOHの強アルカリによるが，特に迅速発育抗酸菌はNaOHにより発育不能となりやすいので，作用濃度と時間に注意する．通常はNALC-NaOHを検体と等量あるいは2倍量（膿性度が高い場合）混合し，ボルテックスで十分撹拌し，完全に均質化する．ここで十分に消化・均質化されていないと汚染の原因になるので注意が必要である．撹拌後は5分おきに転倒混和（あるいはローテーターでゆっくりと混和し続

けてもよい)しつつ，室温で15分間インキュベートする．リン酸緩衝液(PB：pH 6.8)で中和するが，一般的に十分に中和するためにはPBを4倍量以上加える必要があるため，元の検体が多すぎるときには分割するなど工夫する．

中和後は3,000 xg，4℃で20分間遠心し，上清を捨てたあと，沈渣を再懸濁して培養に使用する．通常検体の0.1 mLを固形培地に，0.5 mLを液体培地に接種する．

培地および培養法

抗酸菌培養に使用する培地には，大きく分けて固形培地と液体培地がある．

❶ 固形培地

a 鶏卵固形培地

鶏卵をベースとする固形培地で，ミネラルなどを含んだ緩衝液と混合した鶏卵を加熱して凝固させたものと考えてよい．通常は斜面培地として作製する．日本国内では2%工藤PD培地が一般的に抗酸菌の分離培養目的で使用される．工藤PD培地にはピルビン酸ナトリウムと可溶性デンプンが添加されており，劣性発育結核菌や *M. avium* complex (MAC) の発育が促進される．日本以外の国ではレーヴェンシュタイン-イェンセン (Lowenstein-Jensen) 培地(グリセロールあるいはピルビン酸ナトリウム添加)が利用されるのが一般的である．

固形培地に検体(懸濁液)を接種したら，培地を傾けて検体が培地表面全体に拡がるようにし，そのまま培地面を水平にして培養する．最初の数日はスクリューキャップを緩めておき，表面が乾燥しやすくしておく．接種した検体が培地に吸収され表面が乾いた状態になったら，キャップを閉めて培養を継続する．この際，培養チューブは立ててもよいが，斜面台に載せたままでも構わない．

培養開始から3〜5日目に一度培養状態をチェックする．このとき培地が完全に汚染されていた場合は基本的に培養を終了とする．汚染が一部だけであれば継続可能である．培養4週目までは週2回，以後8週目までは週1回観察する．培養成績は陰性，陽性の別なく4週後に中間報告を，また8週後に最終報告を行う．集落が認められたら発育日数，その形態(rough：R型，smooth：S型)，色調を記録し，さらに抗酸菌染色で抗酸性を確認する．菌の発育程度は表3に従って記録する．

表3 固形培地上の集落数の記録法

表示	集落数の所見	集落数
−	集落を認めないもの	0
+	集落数が200未満のもの	1〜200
++	大多数の集落は個々に分散しているが，一部融合しているもの	200〜500
+++	集落数が多く，初期には分離しているが発育につれ，ほとんどが融合するようになるもの	500〜2,000
++++	集落数が極めて多く，培地全面を覆うようになるもの	2,000以上

b｜寒天固形培地

　Middlebrook 7H10 あるいは 7H11 培地に OADC サプリメントを添加して作製する．7H11 培地にはカゼイン膵分解物が添加されており，INH 耐性菌を分離しやすいようになっている．一般的に 10～12 日で菌の発育がみられ，検出感度も卵培地に比べ優れているが，雑菌汚染率が多少高いことが欠点である．一般細菌や真菌の発育を抑制することを目的としてシクロヘキシミドや PANTA（ベクトン・ディッキンソン社）を加えた選択培地を利用する場合があるが，結果として高価となる．国内では抗酸菌の分離目的で利用されることはあまりないのが現状である．

❷ 液体培地

　液体培地の利用により NTM の分離が増加していると考えられている．液体培地を利用した培養法（市販培地）としては，BACTEC MGIT 960/320（Mycobacterium Growth Indicator Tube，ベクトン・ディッキンソン社），バクテアラート 3D（ビオメリュー社），VersaTREK（コージンバイオ社），KRD 培地"ニチビー"（日本 BCG 製造）が利用可能である．MGIT，バクテアラート 3D，VersaTREK は基本的に自動培養・検出装置を使用する．

　BACTEC MGIT 960/320 は通常 MGIT サプリメントおよび PANTA を添加して使用する．PANTA は抗酸菌以外の発育を抑制するための抗生物質混合物であり，Polymyxin B, Amphotericin B, Nalidixic Acid, Trimethoprim, Azlocillin が含まれている．OADC サプリメントにはオレイン酸，アルブミン，デキストロース，カタラーゼが含まれており，抗酸菌の発育にそれぞれ重要な役割を果たしている．チューブ内で抗酸菌が発育すると，培地中の酸素が消費され，試験管の底に包埋されている溶存酸素感受性蛍光物質（トリス 4,7 ジフェニル-1, 10 フェナントロリン塩化ルテニウム五水和物）が紫外線下で蛍光を発するようになる．MGIT システムではこの蛍光強度を一定時間おきに測定し，プログラムされているアルゴリズムに従って発育の有無を判断し，自動的に培養陽性あるいは陰性の結果を報知する．当然ながら抗酸菌以外の微生物も発育しうるので，発育が陽性となっても抗酸菌であるとは限らない．基本的に抗酸菌染色を行って，菌の形態や染色性を確認する．一般的な培養アルゴリズムでは 42 日間（6 週間）培養を継続するが，*M. genavense* など 6 週以降に発育を認める場合もあり，ある種の NTM の感染が強く疑われる場合は培養期間の延長も考慮する．培養期間を終了して「陰性」の結果であっても，チューブ内に肉眼的に発育が認められることがあるので，陰性検体も必ず肉眼で観察する．

　バクテアラート 3D は検出にカラリメトリックテクノロジーを使用しており，培地中に抗酸菌が発育して炭酸ガス濃度が増加し，培地の pH が変化すると，培養ボトル底部のセンサーの色調が変化する．これを検出することにより，内部での菌の発育が間接的にモニターできる．

　なお，血液中の抗酸菌を分離するのに，BACTEC MYCO/F LYTIC ボトルを用いて BACTEC 9000 自動血液培養装置による培養を行うことも可能である．

表4 MGITシステムと小川法の比較

	MGITシステム	小川培地
結核菌発育日数	塗抹陽性検体(170株):16.5日 塗抹陰性検体(17株):28日	塗抹陽性検体(170株):29.9日 塗抹陰性検体(17株):48.5日
M. avium complex 発育日数	塗抹陽性検体(33株):6.8日 塗抹陰性検体(7株):9.3日	塗抹陽性検体(33株):29.9日 塗抹陰性検体(7株):41日
M. kansasii 発育日数	塗抹陽性検体(17株):13.7日	塗抹陽性検体(17株):22.2日
材料中の菌数	計測不能	計測可能
雑菌汚染	5〜10%	2〜5%
複数菌の検出	不可	可能
価格	比較的高価	比較的安価

青野昭男,桑原龍児,光田昌江:MGIT®抗酸菌システムと従来法の比較.日本臨床微生物学雑誌 8:269-273,1998 より引用して改変

■ 固形培地と液体培地

培養検査の実施について,結核の診断時には3回連続の検査が推奨されている.液体培地だけでは臨床検体中の菌量が測定できないこと,液体培地は雑菌汚染率が比較的高いこと,複数菌の感染を検出できないことを理由に,一般的には液体培地と固形培地の併用が勧められる.表4にMGITと固形培地(小川培地)の特徴をまとめた[23].

■ 培養温度

結核菌の至適発育温度は37℃であるが,*M. marinum*,*M. ulcerans*,*M. cookii* などNTMの一部は至適温度が25〜35℃である.逆に *M. xenopi* のように至適温度が40〜45℃という菌種もあるので,疑い時には培養温度に注意する.

5 抗酸菌同定検査

最初に述べたとおり,抗酸菌種は公的に認められたものだけでも170種程度あり,これを正確に同定することは年々困難性を増している.特にNTMの分離頻度は20世紀終わり頃から急速に増加しており,あまり臨床的に遭遇することのない稀少菌種の分離も同様である.臨床的に比較的よく分離される抗酸菌を表5に示した[24].

抗酸菌種を同定する場合,その公衆衛生学的重要性から,結核菌群の同定が最優先されるべきである.NTMの同定はそれに引き続くことになるが,臨床的に利用可能な市販キットでは同定できる菌種は限定的である.

抗酸菌を同定する方法には,① 形態学的・生理学的方法,② 生化学的方法,③ 免疫学的方法,④ 遺伝子学的方法,あるいは ⑤ それらの複合的方法がありうる.結核菌検査指針2007でも指摘されているように,①や②の方法では感度や再現性に問題があるため,現在では③〜⑤の方法が一般的である.

表5 臨床的に比較的高頻度に分離される非結核性抗酸菌（結核療法研究協議会 2007 年全国調査）

菌種	分離数	比率(%)
M. avium complex	341	77.0
M. gordonae	46	10.4
M. kansasii	25	5.6
M. abscessus	7	1.6
M. mucogenicum	7	1.6
M. lentiflavum	4	0.9
M. xenopi	3	0.7
M. fortuitum	2	0.5
M. chelonae	1	0.2
M. scrofulaceum	1	0.2
M. triviale	1	0.2
M. nonchromogenicum	1	0.2
M. shimoidei	1	0.2
M. asiaticum	1	0.2
M. peregrinum	1	0.2
同定不能	1	0.2

抗酸菌塗抹陽性の検体から菌種の同定を行う場合

　抗酸菌陽性の検体は菌量として 10^{4-7} cfu/mL 程度である（実際の陽性喀痰検体は塗抹1〜2＋を中心に分布するので，10^{5-6} cfu/mL 程度が多数）ため，免疫学的方法は抗原量が十分でない場合が多い．そのためほとんどは核酸増幅法を基礎とした遺伝子同定法が利用される（表6：1〜10）．

　培養陽性となった場合，mg 単位で菌体を得られることから，DNA-DNA ハイブリダイゼーション法や薄層免疫クロマトグラフィ法を使用することが可能となる（表6：11〜15）．

市販キットで同定できなかった場合の対処法

　日本国内で分離される NTM の約80％は MAC，約10％は M. kansasii と言われているが，最近では市販キットで同定できない稀少菌種の分離も増加している．これに対応するためによく用いられるのがいわゆるハウスキーピング遺伝子を直接シークエンスし，基準株のデータとの相同性比較から同定する方法である．一般に核酸増幅法を基礎としているため，微量の検体でも実施可能で，臨床的有用性が高い．よく使用されるのは 16S-23S rRNA，rpoB，hsp65，ITS などの遺伝子を増幅し，シークエンスの結果をデータベース上で比較し，99％以上の相同性で同一菌種とする方法である[25-28]．厳密に言えば一部のハウスキーピング遺伝子の相同性をもって菌種の同定とすることは正しくないが，実践上は多くの場合機能する．ただしこの方法は一般検査室では実施困難であるため，専門機関

表6 抗酸菌同定に使用される市販キット

	キット	メーカー	同定菌種	適用検体と特徴
1	コバス TaqMan MTB	ロシュ	M. tuberculosis complex	体液，組織，気管支洗浄液，培養液．原理は Realtime PCR.
2	コバス TaqMan MAI	ロシュ	M. avium, M. intracellulare	
3	DNA プローブ「FR」-MTD	Gen-Probe	M. tuberculosis complex	体液，組織および気管洗浄液等の臨床検体．原理は TMA & HPA.
4	DNA プローブ「FR」MAC ダイレクト	Gen-Probe	M. avium, M. intracellulare	喀痰，胸水，腹水，肺組織，尿，膿および気管支洗浄液，ならびに喀痰，気管支洗浄液，胸水および膿の培養液由来材料
5	TRC Rapid M. TB TRC Ready MTB	東ソー	M. tuberculosis complex	体液や気管支洗浄液などの臨床検体，培養液，分離菌株．原理は TRC.
6	TRC Rapid MAC TRC Ready MAC	東ソー	M. avium, M. intracellulare	
7	TRC Rapid M. KS	東ソー	M. kansasii	
8	ジーンキューブ MTB	東洋紡	M. tuberculosis complex	NALC-NaOH 処理済みの臨床検体．原理は PCR. 検出には QProbe 融解曲線解析を使用する．測定時間は約 40 分．
9	ジーンキューブ MAC	東洋紡	M. avium, M. intracellulare	
10	Loopamp 結核菌群検出試薬キット	栄研化学	M. tuberculosis complex	喀痰検体．原理は LAMP. Loopamp PURE DNA 抽出キットとの組み合わせで約 50 分で検出可能．
11	アキュプローブ	Gen-Probe	M. tuberculosis complex	臨床検体不可．分離菌株を用いる．原理は HPA. 研究用として M. kansasii と M. gordonae の同定試薬あり．
12	アキュプローブ	Gen-Probe	M. avium complex	
13	DDH マイコバクテリア	極東	M. tuberculosis complex, M. kansasii, M. marinum, M. simiae, M. scrofulaceum, M. gordonae, M. szulgai, M. avium, M. intracellulare, M. gastri, M. xenopi, M. nonchromogenicum, M. terrae, M. triviale, M. fortuitum, M. chelonae, M. abscessus, M. peregrinum	分離菌株を使用．原理は DNA-DNA Hybridization.
14	キャピリア TB	タウンズ	M. tuberculosis complex	分離菌または培養液．原理は薄層イムノクロマトグラフィ．15分程度で判定可能．まれに結核菌でも陰性例あり．
15	BD ミジット TBcID	ベクトン・ディッキンソン	M. tuberculosis complex	分離菌または培養液．陽性 MGIT チューブで 2～37℃で 10 日間保存可能．原理は薄層イムノクロマトグラフィ．

註：コバス TaqMan MAI で M. lentiflavum との，TRC Rapid M.TB で M. shinjukuense との交差陽性反応が報告されている[29]．また，BD ミジット TBcID で高濃度の M. aichiense, M. chitae, M. gadium および M. marinum による非特異陽性反応が報告されている[30]．さらに TRC や MTD で M. shinjukuense が M. tuberculosis に，DDH で M. heckeshornense が M. xenopi に誤同定されることが報告されている[31]．

に依頼する必要がある．また，あくまで研究レベルでの同定であるため，結果の臨床的利用については慎重である必要がある．

核酸増幅法検査

　結核症，特に呼吸器の結核は飛沫・空気感染により他者へ拡大するため，感染コントロールの観点から迅速な診断が必要である．しかしながら，前述のように塗抹検査は感度が低く，培養検査は時間がかかりすぎる．迅速・高感度に結核菌の遺伝子を特異的・人為的に増幅させて検出する核酸増幅法（Nucleic Acid Amplification Test：NAAT）は，これらの検査法に比べてポイント・オブ・ケア上の有用性が高い．

　一方，現在臨床的に利用可能な抗酸菌検出（同定）核酸増幅法検査は基本的に「定性的」な結果を与えるが，「定量性」は保証されていない．最新のNTM症の診断基準は菌の量的検出を要求していないものの，環境中に存在しうる抗酸菌を核酸増幅法によって「高感度（微量を検出）」に検出しても，それをそのまま診断基準上に当てはめるには無理があると思われる．また，核酸増幅法検査の特徴として生菌と死菌を判別することができないことから，核酸増幅法検査の陽性結果を以てNTM症を診断するのは，現時点ではあまり適切でないと思われる．

❶ 応用可能性

　しかしながら，多くの論文により核酸増幅法検査の臨床感度は固形培地による培養法と同程度であることが示されており[32-35]，複数回の培養陽性によるNTM症の診断が可能（適当）であるならば，同様に核酸増幅法による複数回の抗酸菌検出（保険上は月1回しか実施できないが）をもって診断根拠とすることも可能と考えられる．

　特に近年NTM感染症が増加していることから，抗酸菌検出の迅速性ばかりでなく菌種を迅速に同定できることが臨床的に重要となっている．例えば，抗酸菌塗抹陽性で結核菌の核酸増幅法検査が陰性であった場合，核酸増幅法の阻害などによって陰性となったのか，それとも他の抗酸菌種であったのかが明確になるとならないのでは臨床的に大きな差がある．

　核酸増幅法（遺伝子同定）の利点は，培養不能菌の直接検出という点にもある．抗酸菌塗抹検査は陽性であるが培養できない（あるいは極めて遅い）抗酸菌を検体中から直接検出・同定することは核酸増幅法検査の本来の目的である[36]．

　実際問題として，現在市販されている核酸増幅法検査は「同定検査」として保険収載されている．各方法の特徴については同定検査の項（表6）を参照されたい．

❷ 注意点

　核酸増幅法では極めて微量の抗酸菌を人為的に増幅して検出するため，汚染による偽陽性の可能性を考慮し，基本的に①反応試薬を調製・分注するエリアと②検体およびコントロール調製エリア，③増幅および検出のためのエリアを区分けし，①→②→③の順で検査を進め，逆方向への移動を行わない．検体処理の際に発生するエアロゾルは交叉汚染の危険があるばかりでなく，結核菌の場

合は感染の原因ともなりうるので，適切な安全キャビネットを使用するなど，十分な対策をとる．交叉汚染に配慮した製品も多い．

6 薬剤感受性試験

薬剤感受性試験とは

薬剤感受性試験とは，生体内での薬剤-病原体（抗酸菌）-生体間の相互作用と，その結果としての「臨床効果」を試験管内で再現・推定するための方法である．従って「薬剤投与量」「MIC などの菌側のパラメーター」「薬剤血中・組織中濃度などの生体側パラメーター」「免疫の関与」などを臨床的に評価し，薬剤と病原体の in vitro での関連性と臨床効果の相関が示されて初めて感受性試験として成立する．具体的には，MIC などにより一定の基準値を設定したとしても，その基準値前後で薬剤の臨床的効果が異なっている（効果がある・ない）ことが臨床的に明示されていなければ，その基準値には意味がない．

抗酸菌の薬剤感受性試験の前提

抗酸菌の薬剤感受性試験を実施する際は，まず結核菌と NTM を明確に区別する．結核菌については比率法，最小発育阻止濃度（Minimum Inhibitory Concentration：MIC）などの表現型（薬剤曝露による発育の有無）をみる検査法や，遺伝子変異による薬剤耐性推定法がほぼ確立されているものの，NTM については基本的に信頼できる薬剤感受性試験法は存在しない．（例外的に，結核菌検査指針では M. kansasii の RFP に対する感受性試験は結核菌に使用する比率法を使用してかまわないとしている．一方で，「非結核性抗酸菌は検査対象としない」と明確にうたっている．）これは，従来の抗結核薬に対しての，臨床分離株（未治療）の特性が結核菌と NTM で大きく異なるためである．未治療の結核菌は基本的にすべての抗結核薬に「感受性」であり，MIC の分布も比較的狭い幅で集約されるが，例えば MAC は RFP に対して 0.12～16.0 μg/mL と広範に分布する[37]．したがって，結核菌のように1濃度のカットオフを決めて，その前後で「感受性」と「耐性」を分けることは極めて困難である（discrimination power：分離能が小さい）．この意味で結核菌における「比率法」のような方法は確立しがたい．その一方で，クラリスロマイシンについては M. avium の治療について用量依存的な効果があることが示されているため，定量的な感受性試験には意味があると考えられている[38]．いずれにしても，前述のように「用量対効果」の相関がはっきりしない薬剤については感受性試験の方法そのものが確立できない．

日本結核病学会非結核性抗酸菌症対策委員会の 2012 年の見解でも，肺 MAC 症の治療効果を推測できる薬剤感受性試験はクラリスロマイシンを除いて確立していないとされており[39]，ATS のガイドラインに準じて液体培地で MIC を測定するとしている．

これらの前提をおいたうえで，NTMの感受性試験法については米国CLSI (Clinical and Laboratory Standards Institute)の定める方法(M24-A2)が現実的にはほぼ唯一のものである[40]．以降，M24-A2に示された方法を解説するが，これを具体的に実施するには薬剤感受性培地を自作するか，日本では承認されていないTREK/Thermo Scientific社のSensititre(遅発菌および迅速菌用)を使用する[41,42]．

　CLSI M24-A2では，MACの感受性試験適用について，①マクロライド使用前の臨床的に有意な患者からの分離菌，②マクロライド予防内服中に発症した患者の分離菌，③マクロライド治療中に再発した患者の分離菌，および④ベースラインを決定するための血液，組織，臨床的に有意な気道検体からの分離菌について推奨している(専門家意見)．

　MACの薬剤感受性試験対象薬剤としては，primaryとしてクラリスロマイシン(clarithromycin：CAM)，secondaryとしてモキシフロキサシン(moxifloxacin：MFLX)とリネゾリド(linezolid：LZD)が挙げられているが，secondaryターゲットはデータ不十分とされている．アジスロマイシン(azithromycin：AZM)の感受性試験は推奨されていない．

　Macro-dilution法としてはMiddlebrook 7H12B (BACTEC 460，ベクトン・ディッキンソン社)を使用し，Micro-dilution(微量液体希釈法)では，5% OADCを加えたミューラー・ヒントン培地のpHを7.4に補正して使用する〔cation-adjusted Muller-Hinton broth(CAMHB) supplemented with 5% OADC〕ように勧奨されている．接種するMACは透明なコロニーを形成しているものを選択することが勧められている．マイクロプレート上で各ウェルに接種する菌量は$5×10^4$ cfuであり，通常7日間培養し，発育が不十分であれば14日間培養を行う．特にCAMでは遅延性の発育が認められることがあり，14日間程度は培養を観察することが勧められる．

　表7にM24-A2に示されているMICによる耐性基準を示した．

表7　*M. avium* complex の薬剤感受性試験判定 (CLSI M24-A2)

薬剤	方法(pH)	MIC (μg/mL) S	I	R
Primary agent				
Clarithromycin	Broth microdilution(pH 7.3〜7.4)	≦ 8	16	≧ 32
	Radiometric method(pH 6.8)	≦ 16	32	≧ 64
Secondary agents				
Moxifloxacin	Broth microdilution(pH 7.3〜7.4)	≦ 1	2	≧ 4
Linezolid	Broth microdilution(pH 7.3〜7.4)	≦ 8	16	≧ 32

S：Susceptible，I：Intermediate，R：Resistant

■ 注意点

　M24-A2におけるMACの感受性試験（MIC測定）の根拠はほとんどがAIDS患者での菌血症の治療効果を基にしている．このため，日本のように呼吸器感染症が主体であるMAC症の感受性試験基準として適当であるかどうかは不明である．

　*M. kansasii*については，前述のとおり結核菌に使用する比率法を用いてもRFPだけは試験を行うことが可能である．その他の薬剤については，MAC同様に5% OADC添加CAMHB（pH 7.4）での液体微量希釈法によるMIC測定が勧められている．表8にM24-A2に記載されている耐性判定基準を示した．

■ ブロスミックNTMでの最小発育阻止濃度測定

　日本国内ではNTMのMIC測定キットとしてブロスミックNTM（極東製薬工業）が発売されている．これはMiddlebrook 7H9培地を使用してストレプトマイシン（streptomycin：SM），エタンブトール（ethambutol：EB），カナマイシン（kanamycin：KM），リファンピシン（rifampicin：RFP），リファブチン（rifabutin：RBT），レボフロキサシン（Levofloxacin：LVFX），クラリスロマイシン（clarithromycin：CAM），エチオナミド（ethionamide：ETH），アミカシン（Amikacin：AMK）の9剤のMICをマイクロプレート上で微量液体希釈法により測定するものである．培地のpHはCAMは7.4，その他は6.6となるよう調整されている[43]．

　ブロスミックNTMの資料には参考判定カテゴリーとしてS，I，Rが示されており，CAMの基準はMIC≦8でS（感受性），MIC＝16でI（判定保留），MIC≧32でR（耐性）としており，M24-A2と同じである．しかしながら，同じ資料には「複数菌集団の分析から設定したMICカテゴリーであり，S，I，Rは必ずしも該当薬剤の臨床効果を直接反映するものでは有りません」と明記されている[44]．

表8　*M. kansasii*のMICによる耐性基準（M24-A2）

薬剤	耐性判定基準 MIC
Primary agents	
Clarithromycin	＞16
Rifampicin	＞1
Secondary agents	
Amikacin	＞32
Ciprofloxacin	＞2
Ethambutol	＞4
Isoniazid	a
Linezolid	＞16
Moxifloxacin	＞2
Rifabutin	＞2
Streptomycin	a
Trimethoprim-Sulfamethoxazole	＞2/38

a：INHとSMは臨床的に有用と考えられるが，明確なカットオフ値が決められていない．

文献

1) Prokaryotic Nomenclature Up-to-date. http://www.dsmz.de/bacterial-diversity/prokaryotic-nomenclature-up-to-date.html
2) Radomski N, Thibault VC, Karoui C, et al：Determination of genotypic diversity of *Mycobacterium avium* subspecies from human and animal origins by mycobacterial interspersed repetitive-unit-variable-number tandem-repeat and IS*1311* restriction fragment length polymorphism typing methods. J Clin Microbiol 48(4)：1026-1034, 2010
3) Ichikawa K, Yagi T, Moriyama M, et al：Characterization of Mycobacterium avium clinical isolates in Japan using subspecies-specific insertion sequences, and identification of a new insertion sequence, IS*Mav6*. J Med Microbiol 58 (Pt 7)：945-950, 2009
4) Runyon E H：*Micobacterium intracellulare*. Am Rev Respir Dis 95 (5)：861-865, 1967
5) 束村道雄：土壌から分離されたnonphotochromogen類似の抗酸菌．医学と生物学 71(2)：110-113, 1965
6) 畠典子, 川合厚行, 矢島尚子, ほか：水場環境における非結核性抗酸菌の汚染状況とその対策．川崎病院医学ジャーナル 3：58-60, 2008
7) 斎藤肇, 村上和保, 石井則久：「24時間風呂」からの*Mycobacterium avium* complexの検出．結核 75(1)：19-25, 2000
8) 森田幸雄, 丸山総一, 勝部泰次, ほか：環境および野鳥に分布する非定型抗酸菌．日本獣医師会雑誌 50(7)：407-410, 1997
9) Thomson R, Tolson C, Carter R, et al：Isolation of nontuberculous mycobacteria (NTM) from household water and shower aerosols in patients with pulmonary disease caused by NTM. J Clin Microbiol 51(9)：3006-3011, 2013
10) 宇都宮嘉明, 力富直人：第9章 喀痰の品質管理．細菌性呼吸器感染症の起炎菌決定法．pp93-104, 医薬ジャーナル社, 1990
11) 御手洗聡：抗酸菌検査を使いこなすコツ．結核予防会, 2011
12) Fujita A, Murata K, Takamori M：Novel method for sputum induction using the Lung Flute in patients with suspected pulmonary tuberculosis. Respirology 14(6)：899-902, 2009
13) Walker D, McNerney R, Mwembo MK, et al：An incremental cost-effectiveness analysis of the first, second and third sputum examination in the diagnosis of pulmonary tuberculosis. Int J Tuberc Lung Dis 4(3)：246-251, 2000
14) Van Deun A, Salim AH, Cooreman E, et al：Optimal tuberculosis case detection by direct sputum smear microscopy：how much better is more? Int J Tuberc Lung Dis 6(3)：222-230, 2002
15) Harries AD, Kamenya A, Subramanyam VR, et al：Sputum smears for diagnosis of smear-positive pulmonary tuberculosis. Lancet 347：834-835, 1996
16) 日本結核病学会抗酸菌検査法検討委員会：結核菌検査指針2007．結核予防会, 2007
17) 小栗豊子, 御手洗聡：Ⅲ結核菌検査 in 結核診療ガイドライン（改訂第2版）．南江堂, 2012
18) 日本結核病学会非結核性抗酸菌症対策委員会：肺非結核性抗酸菌症診断に関する指針-2008年．結核 83(7)：525-526, 2008
19) Minion J, Shenai S, Vadwai V, et al：Fading of auramine-stained mycobacterial smears and implications for external quality assurance. J Clin Microbiol 49 (5)：2024-2026, 2011
20) Woods GL, Washington JA：Mycobacteria other than *Mycobacterium tuberculo-*

sis : review of microbiologic and clinical aspects. Rev Infect Dis 9 (2) : 275-294, 1987

21) Wright PW, Wallace RJ Jr, Wright NW : Sensitivity of fluorochrome microscopy for detection of *Mycobacterium tuberculosis* versus nontuberculous mycobacteria. J Clin Microbiol 36(4) : 1046-1049, 1998

22) Baker DC, Hsu EJ : Effect of a sputum digestant on the viabiltiy of *Mycobacterium fortuitum*. Appl Environ Microbiol 31(5) : 773-777, 1976

23) 青野昭男, 桑原龍児, 光田昌江 : MGIT®抗酸菌システムと従来法との比較. 日本臨床微生物学雑誌 8 : 269-273, 1998

24) 結核療法研究協議会 : 2007 年度療研研究課題「結核菌の薬剤感受性状況に関する研究（第 14 回耐性菌調査）」平成 22 年度研究報告書. pp11-25, 2011

25) Springer B, Stockman L, Teschner K, et al : Two-laboratory collaborative study on identification of mycobacteria : molecular versus phenotypic methods. J Clin Microbiol 34(2) : 296-303, 1996

26) Kazumi Y, Mitarai S : The evaluation of an identification algorithm for *Mycobacterium* species using the 16S rRNA coding gene and *rpoB*. Int J Myco 1 (1) : 21-28, 2012

27) Kim BJ, Lee KH, Park BN, et al : Differentiation of Mycobacterial species by PCR-restriction analysis of DNA (342 base pairs) of the RNA polymerase gene (*rpoB*). J Clin Microbiol 39(6) : 2102-2109, 2001

28) Brunello F, Ligozzi M, Cristelli E, et al : Identification of 54 *Mycobacterium* species by PCR-restriction fragment length polymorphism analysis of the hsp65 gene. J Clin Microbiol 39(8) : 2799-2806, 2001

29) 戸田宏文, 山口逸弘, 鹿住祐子, ほか : 環境由来 Mycobacterium lentiflavum に対するコバス TaqMan MAI 偽陽性反応の検討. 感染症学雑誌 87 (2) : 215-217, 2013

30) Chikamatsu K, Aono A, Yamada H, et al : Evaluation of Capilia TB-Neo for culture confirmation of *Mycobacterium tuberculosis* complex. BMC Infect Dis 14(1) : 54, 2014

31) 青野昭夫, 鹿住祐子, 前田伸司, ほか : 結核菌群用同定キットで陽性を示した非結核性抗酸菌について. 結核 85(5) : 461-464, 2010

32) Bergmann JS, Woods GL : Clinical evaluation of the Roche Amplicor PCR *Mycobacterium tuberculosis* test for detection of *M. tuberculosis* in respiratory specimens. J Clin Microbiol 34(5) : 1083-1085, 1996

33) Tevere V J, Hewitt P L, Dare A, et al : Detection of *Mycobacterium tuberculosis* by PCR amplification with pan-*Mycobacterium* primers and hybridization to an *M. tuberculosis* specific probe. J Clin Microbiol 34(4) : 918-923, 1996

34) Bennedsen J, Thomsen VO, Pfyffer GE, et al : Utility of PCR in diagnosing pulmonary tuberculosis. J Clin Microbiol 34(6) : 1407-1411, 1996

35) Mitarai S, Kurashima A, Tamura A, et al : Clinical evaluation of Amplicor Mycobacterium detection system for the diagnosis of pulmonary mycobacterial Infection using sputum. Tuberculosis 81(5-6) : 319-325, 2001

36) Hartwig NG, Warris A, van de Vosse E, et al : "*Mycobacterium tilburgii*" infection in two immunocompromised children : importance of molecular tools in culture-negative mycobacterial disease diagnosis. J Clin Microbiol 49(12) : 4409-4411, 2011

37) Heifets L : Susceptibility Testing of *Mycobacterium avium* Complex Isolates. Antimicrob Agent Chemother 40(8) : 1759-1767, 1966

38) Dautzenberg B, Saint Marc T, Meyohas MC, et al : Clarithromycin and other antimicrobial agents in the treatment of disseminated *Mycobacterium avium* infections in patients with acquired immunodeficiency syndrome. Arch Intern Med

153(3)：368-372, 1993
39) 日本結核病学会非結核性抗酸菌症対策委員会：肺非結核性抗酸菌症化学療法に関する見解-2012年改訂．結核 87(2)：83-86, 2012
40) Clinical and Laboratory Standards Institute (CLSI)：Susceptibility Testing of Mycobacteria, Nocardiae, and Other Aerobic Actinomycetes；Approved Standard—Second. M24-A2 edition. Clinical and Laboratory Standards Institute, Wayne, PA, 2012
41) Babady NE, Hall L, Abbenyi AT, et al：Evaluation of *Mycobacterium avium* complex clarithromycin susceptibility testing using SLOMYCO sensititre panels and JustOne strips. J Clin Microbiol 48(5)：1749-1752, 2010
42) Cavusoglu C, Gurpinar T, Ecemis T：Evaluation of antimicrobial susceptibilities of rapidly growing mycobacteria by Sensititre RAPMYCO panel. New Microbiol 35(1)：73-76, 2012
43) 山根誠久，翁長小百合，斉藤 宏，ほか：Middlebrook 合成培地での抗酸菌薬剤感受性試験(第4報)：Nontuberculous Mycobacteria を試験対象とする微量液体希釈法，BrothMIC NTM の開発評価．臨床病理 50(4)：381-391, 2002
44) 極東製薬工業．ブロスミック NTM http://www.kyokutoseiyaku.co.jp/upload/item/P10052-1.pdf

（御手洗　聡）

II　NTM の分子疫学解析と感染源

　抗酸菌の分子疫学解析はまず結核菌に応用され，集団感染や院内感染事例でのヒト臨床検体由来菌においてその遺伝子型の相同性からヒト感染経路を解明してきた．一方，環境に生息する NTM 症の分子疫学解析では，環境分離菌がヒト臨床検体由来と同一の遺伝子型であることを示すことで，分離された環境が感染源であることを示してきた．こうした感染源の検索のほかに多クローン感染と単クローン感染や再感染と再燃の鑑別，臨床経過との関連性などの検討にも分子疫学解析は応用されている．

1　NTM に用いられる分子疫学解析法

■ 制限酵素断片長多型(restriction fragment length polymorphism；RFLP)

　制限酵素で切断された DNA 断片の長さによる多型で，アガロース電気泳動を行った後に特異的なプローブを用いたサザンブロットのバンドパターンで区別する．1980 年代後半から，抗酸菌では染色体遺伝子上にある挿入配列（insertion sequence；IS）をプローブとして解析が進められ，*M. avium* では IS1245 をプローブとしている[1,2]．菌種によっては *M. intracellulare* のようにプローブとして適切な挿入配列が見つかっていないこと，制限酵素処理からサザンブロットまでの解析には数日の時間を要し，放射線ラベルしたプローブを用いていたなど手技が煩雑であること，異なるゲル上でのバンドパターンから遺伝子型の相同性を識別することが難しいなどの問題がある．しかし，抗酸菌の分子疫学で早くから確立した方法で報告も多く，その後に開発された分子疫学解析法での菌株鑑別能を評価するうえで基準となる手法である．

■ パルスフィールドゲル電気泳動(pulsed-field gel electrophoresis；PFGE)

　分子量の大きい DNA 断片を分離するために開発された電気泳動法で，制限酵素で切断された染色体 DNA の電気泳動パターンを直接読み取る RFLP 解析である．結核菌を含む抗酸菌の分子疫学解析では 1990 年代初めから応用されている手法で，XbaI や DraI などの制限酵素を用いて抗酸菌の菌種を問わずに行うことが可能である[2-4]．サザンブロットを行う RFLP よりは簡便な手法であるが，PFGE 専用の電気泳動装置が必要で，電気泳動に約 1 日を要する．電気泳動パターンを比較するため，RFLP 同様に再現性に問題があり，多施設間での比較が難しい．

図1 rep-PCR

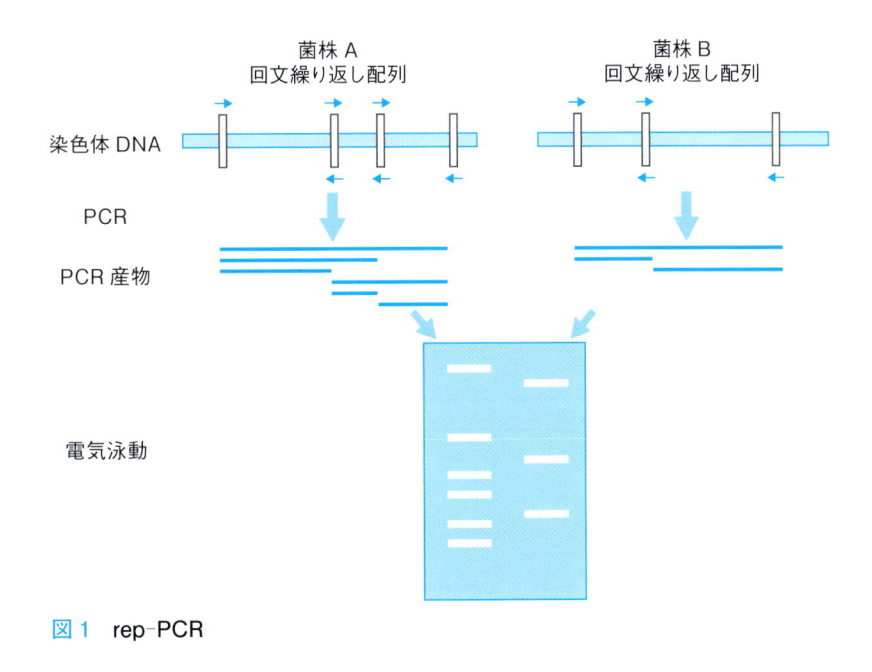

≡ repetitive-sequence-based PCR（rep-PCR）

　染色体上に複数存在する repetitive extragenic palindromic sequence（遺伝子外回文繰り返し配列）をプライマーとして設定して PCR を行うと，その繰り返し配列間でさまざまな DNA サイズの PCR 産物が増幅される．このバンドパターンから菌株の相同性や多型を識別する方法で[5]，1回の PCR で済むため短時間で大量の処理が可能なこと，キャピラリー電気泳動と組み合わせた半自動検出システム（DiversiLab®）での解析が可能で，DiversiLab® では結核菌と抗酸菌用のキットが利用できる（図1）．

≡ variable numbers of tandem repeats（VNTR）

　染色体上にある繰り返し配列（tandem repeat：TR）領域をはさんで PCR で増幅し，TR のコピー数を求め，複数ある TR 領域それぞれのコピー数の組み合わせを遺伝子型としてタイピングする方法である．2000年代初めから結核菌で応用され，その後 M. avium complex（MAC）にも利用されるようになった．TR のコピー数をデジタルデータとして取り扱ってデータベース化できるため，多施設間での比較が可能となる．PCR 法に基づく簡便な解析方法であるが，1菌株の型別解析のために複数の TR 領域に対して PCR を行う必要がある点が作業上の手間となる（図2）．

　M. avium については Thibault らが8か所の VNTR 領域，M. intracellulare については Dauchy らが7か所の VNTR 領域からなる MIRU-VNTR 型別解析法を報告している[6,7]．国内では，M. avium については15箇所の VNTR 領域からなる MATR-VNTR 型別解析法が，IS1245 での RFLP 解析と比較して優れた菌

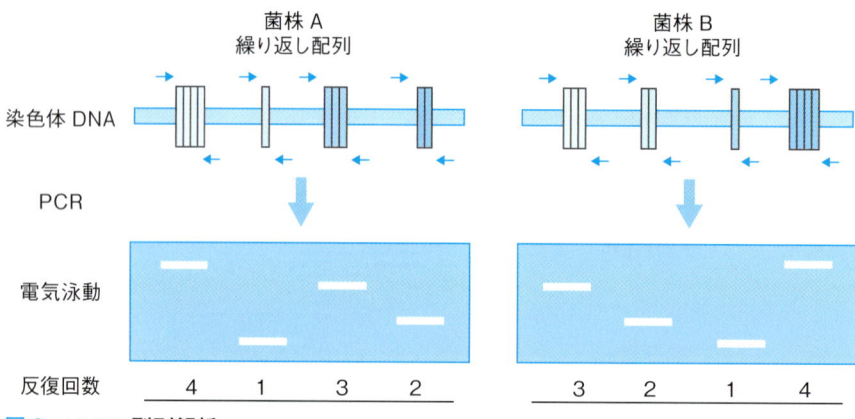

図2 VNTR 型別解析

株識別能力を有することが示されている[8]．さらに，M. intracellulare についても 16 箇所の VNTR 領域からなる VNTR 型別解析法が開発され，優れた菌株識別能と 4 年間の継代培養でも VNTR 領域のリピート数は変異なく安定していた[9]．

multi locus sequence typing (MLST)

細菌にとって必須であるハウスキーピング遺伝子内部の 400 塩基ほどの領域を PCR で増幅し，その塩基配列を読み取る．通常 7 つ以上の複数の遺伝子について，それぞれの塩基配列多型ごとに番号を割り振り，その番号の組み合わせを 1 つの遺伝子型として分類する方法である．塩基配列を決定するという手間があるが，菌株鑑別能が高く，各遺伝子型をデジタルデータとして管理，比較できるという利点がある．種々の菌種において web 上で登録可能な国際的なデータベースが作成されている．NTM のうち M. abscessus については，argH, cya, glpK, gnd, murC, pta, purH の 7 つのハウスキーピング遺伝子をそれぞれ特定の PCR プライマーで増幅した領域の塩基配列から決定する MLST 法が開発されており，パスツール研究所がデータベース管理をしている[10]．

2 NTM の生息環境と感染経路

NTM は水や土壌などの環境中に常在し，結核菌とは異なりその生存に細胞内寄生を必要としない．池・沼などの湿地帯の水や土壌，動物（トリ，ブタ，ウシなど）などの自然環境に生息しているほか，ヒト生活環境としては農地，庭などの土壌，鉢植えの土，浴室内，病院・家庭内の飲料水，水道水，家庭内の塵からも検出されている．NTM の多くは，その増殖に特殊な栄養源を必要とせず，酸性条件や殺菌剤や紫外線に抵抗性を有しており，種々の環境源に長く常在することが可能である[11]．M. avium および M. intracellulare は 60℃の湯温では殺菌に

それぞれ4分,1.5分の時間を要するとされ[12],給湯設備の取水口やシャワーヘッド付近に付着した菌は高温環境にも殺菌されずに長く生存しうる.

NTMではヒト-ヒト感染はないとされ,ヒトへの感染経路としてはNTMが生息する環境からの感染が考えられている.AIDS患者での腸管感染,播種性感染ではNTMを含む自然水や水道水を飲むことで消化管を通じて感染し,小児にみられる頸部リンパ節炎も土や水を飲みこんで感染していると考えられている[11].成人に多くみられる肺感染症はNTMを含むエアロゾルを吸引して感染しているとみなされており,いわゆる"hot-tub lung"は浴室内でMACを含むエアロゾルを吸入することでアレルギー反応が惹起される過敏性肺炎と考えられている[13].

3 NTMにおける分子疫学的解析法の応用

感染源の検索

❶ 生活環境水からのMAC感染

米国では1990年代初めごろから,病院の給湯システムから検出された*M. avium*とHIV患者由来の*M. avium*菌株が,PFGE法にてほぼ同一の遺伝子型を有しており,給湯水が感染源であった可能性について報告されている[3].また,家庭の飲料水での検討では,NTM症患者のうち*M. avium*症患者においてrep-PCR法で臨床分離株と同一の株が分離されている[5].一方,国内からの報告としてNishiuchiらが49例の肺MAC症患者と43例の健常者に対して行った検討では,*M. avium*, *M. intracellulare*は台所の水道水からは分離されずに,浴室のシャワーヘッド,シャワー水,排水より分離され,その分離率は健常者よりも肺MAC症患者のほうで多かった.また,PFGEおよびRFLP遺伝子型が肺MAC症患者の感染株と同一または関連を有しており,浴室が感染源である可能性が示唆されている[2].

その後,米国から発表された環境調査研究においても,病院,アパート,ホテルのシャワーヘッドのバイオフィルムからの*M. avium*を含む種々のNTM遺伝子が検出されており[14],*M. avium*は,水環境が感染源として考えられている.一方,近年米国から出された報告では,*M. intracellulare*症患者の家庭水から分離された*M. intracellulare*は,ITS sequence解析の結果,患者に感染しているのとは異なる*M. chimaera*もしくは他菌種であると判明し,*M. intracellulare*は水環境以外からの感染が考えられている[15].

❷ 土壌からのMAC感染

MACは環境土壌検体から20～60％と高率に分離され[16,17],鉢植え用土を落下させて発生したエアロゾルからMACを含むNTMを培養できたと報告されている[4].肺MAC症患者およびMACリンパ節炎患者由来の*M. avium*とPFGEもしくはRFLP法で同一の株を自宅の鉢植えの土から認めたと報告されている[4,18].

また，Fujita らは，肺 MAC 症患者 100 例（*M. avium* 症 67 例，*M. intracellulare* 症 26 例，*M. avium* + *M. intracellulare* 症 7 例）と MAC 感染のない気管支拡張症患者 35 例の自宅の農地，庭，鉢植えの土壌を回収し，MAC の分離を試みたところ，全体で 48.9％（66/135 検体）の土壌サンプルから MAC を分離した．患者の MAC 感染の有無や回収した土壌の種類にかかわらずに MAC は分離され（MAC 症 50％，非 MAC 気管支拡張症 45.7％，p＝0.66；農地 71.4％，庭 50.6％，鉢植え 42.9％，p＝0.33），MAC は自宅土壌に広く生息していることが示された．さらに，35 例の肺 MAC 症患者について，この土壌由来株を VNTR 法により患者由来株と比較したところ，*M. avium* 症の 5 例，*M. intracellulare* 症の 1 例の計 6 例で同一の遺伝子型を有する株を分離している[19]．したがって，MAC は農作業やガーデニングなどを通じて発生したエアロゾルを吸い込むことにより感染しうると考えられる．

❸ 動物と MAC

野生・家畜に限らず，ブタ，トリ，ウシ，シカ，サル，ウマなどさまざまな動物が MAC の保菌動物となりうる[20]．ただし，*M. avium* は現在 4 つの亜種（*M. avium* subsp. *avium*，*M. avium* subsp. *hominissuis*，*M. avium* subsp. *paratuberculosis*，*M. avium* subsp. *silvaticum*）に分けられており，ヒトに感染するのは主に *M. avium* subsp. *hominissuis* で，鳥に感染する *M. avium* subsp. *avium* とは異なるとされている．動物からヒトへの感染については，動物とヒトでは感染した MAC の血清型が違っており起こらないという報告がある一方，ヒト由来とブタ由来の *M. avium* subsp. *hominissuis* には VNTR 法で共通した遺伝学的特徴がみられたとの報告もあり[21]，一定した見解は得られていない．

❹ MAC 以外の NTM の感染源

Falkinham は，NTM 症患者 37 例中 22 例（59％）で自宅の飲料水から *M. avium*，*M. intracellulare*，*M. malmoense*，*M. szulgai*，*M. chelonae*，*M. gordonae*，*M. scrofulaceum*，*M. terrae*，*M. trivale* と種々の菌を分離しており，MAC 以外の NTM も生活環境から分離される[4]．しかし，MAC 以外の NTM では分子疫学的に相同性を検討した報告は乏しく，ヒト感染症における感染源は明確にはされていない．*M. abscessus* 症に関する最近の報告では，囊胞性線維症患者由来の *M. abscessus* subsp. *massiliense* 株の全ゲノム解析により，異なる患者から近縁株が分離されたが病院内環境からは同菌を認めず，環境感染よりもむしろ院内でのヒト-ヒト感染の可能性が示唆されている[22]．

■ 多クローン感染と単クローン感染

感染菌が種々異なる遺伝子型を含む多クローンか同一の遺伝子型のみを示す単クローンかを鑑別するためにも分子疫学的解析法は利用されてきた．Arbeit らの報告で AIDS 患者での播種性 MAC 症では，PFGE 法により同時に複数の遺伝子型をもつ菌が分離され，多クローン感染していることが示されている[23]．また，Wallace らは HIV 非感染の肺 MAC 症患者において経過中の異なる時期に分

離した菌株に対する PFGE 解析を行い，主に結節・気管支拡張型で多クローン感染が，線維空洞型では単クローン感染がみられることを報告している[24]．Fujita らは 120 人の肺 MAC 患者において約 2 年の間隔をあけて分離された菌株について VNTR 法にて遺伝子型別解析を行い，78 人に同一の VNTR 遺伝子型を示す単クローン感染，27 人に異なる VNTR 遺伝子型を示す多クローン感染，15 人に他の抗酸菌との複合感染を認めており，国内の報告からも肺 MAC 症の経過中に多クローン感染が起きることが確認されている[25]．

■ 再感染と再燃

　肺 MAC 症では抗菌治療により菌陰性化してもしばしば再排菌してくる．このような臨床的な再発には，異なる細菌による新たな感染である再感染と体内に残存していた細菌の増殖による再燃がある．Wallace らは肺 MAC 症患者の治療前と治療後に新たに分離された菌を PFGE 法で比較し，排菌停止後 10 か月以上たって分離された菌の多くは新しいクローンであることを報告している[26]．また，最近の報告で，Wallace らは 180 人の結節・気管支拡張型肺 MAC 症に対して抗菌治療を行い，菌陰性化した 154 人（86％）のうち 74 人が再排菌したが，PFGE 解析の結果，同一菌株による真の再燃であったのは 25％で，残りの 75％は新たな菌での再感染であったとしている[27]．

■ 遺伝子型クラスターと臨床経過

　Kikuchi らは，肺 M. avium 症患者から分離された M. avium の VNTR 遺伝子型に基づく系統樹図解析を行い，3 つのクラスターに分類している．これらクラスターと診断後の臨床経過および抗菌治療後の反応性との関係を調べ，クラスター A は抗菌治療が不要な安定な症例もしくは抗菌治療後の反応が良好な症例が多く含まれていたのに対し，逆にクラスター C では診断 1 年以内に抗菌治療が必要な増悪症例もしくは治療後も反応が不良な症例が多く含まれていたと報告している[28,29]．一方，Kim らは韓国でのコホートにおいて同様の検討をしたが，遺伝子型クラスターと臨床背景や抗菌治療開始との間に関連性は見出せなかったと報告している[30]．

4　環境曝露と MAC 感染の危険因子

　NTM は広く環境中に存在し，多くの健常者も菌に曝露しているはずであるが，NTM 症の発症者は必ずしも多くはない．また，飲料水，シャワー，庭土などの生活環境を感染源とする MAC 症患者の報告がいくつもなされているものの，こうした家庭内で生活環境を共有しているはずの患者家族からの発症の報告はまれである．したがって，このような環境曝露に関連した行動様式が MAC 感染の危険性を増大させるかについては，感染源の検索とは別に評価する必要がある．

米国からの報告では，M. avium 皮内反応陽性者（感染者）は陰性者（非感染者）と比べ，農業や土壌運搬など土壌に曝露する職業に6年以上就業している割合が多く[31]，M. intracellulare の皮内反応陽性者においても農業や建築業従事者が有意に多かったとされ[32]，土壌曝露は MAC 感染のリスクを上昇させると考えられた．

これらは感染者を対象にした研究であったが，Maekawa らは MAC 症を発症した肺 MAC 症患者 106 例を対象に MAC の検出のない気管支拡張症患者 53 例を対照として，環境危険因子に関する症例対照研究を行っている[33]．肺 MAC 症患者は対照と比べ，農作業やガーデニングなどの活動を週2回以上行っている高頻度土壌曝露者を多く認め（23.6% vs. 9.4%，p=0.032），基礎疾患などの種々の肺 NTM 症の危険因子で調整してもなお有意であった（OR 5.9, 95%CI 1.4-24.7, p=0.015）．また，Fujita らは自宅土壌中から患者感染菌と同一株を検出した6例はすべて週2時間以上土壌を扱っている高頻度曝露群に含まれ〔37.5%（6/16）vs. 0%（0/19），p=0.01〕，ガーデニングなどにて頻繁に土壌を曝露している者のみが自宅土壌を感染源としうると報告している[13]．さらに，Fujita らは，肺 MAC 症患者 120 例に対して分離菌に対して行った VNTR 解析の結果得られた異なる遺伝子型を持つもしくは他の抗酸菌菌種に交代した多クローン/複数抗酸菌感染 42 例は同一の遺伝子型を持つ単クローン感染 78 例と比較して，気管支喘息の既往，高頻度土壌曝露，シャワー使用，プールでの水泳の経験が有意に多いことを示しており，土壌，水への環境曝露は肺 MAC 症患者での MAC を含む NTM に再感染する危険因子となりうると考えられる[25]．

一方，Dirac らは年齢，性別をマッチさせランダムに抽出した住民を対照として，肺 MAC 症の危険因子を求めたところ，COPD，ステロイド使用，胸郭異常，肺炎の入院歴が残り，環境因子としてはスプレーボトルによる水撒きのみで，発症要因としては環境要因より宿主要因のほうが大きいとしている[34]．これらのことから，健常者を含む MAC 症の発症素因をもたない者にとって環境曝露は重大な危険因子とはみなされないが，MAC 症発症者もしくは発症素因を有する集団においては環境曝露が感染もしくは再感染の危険性を高めうると考えられる．

5 感染源と生活指導

肺 MAC 症を含む NTM 症の患者数は近年増加し，本疾患は多剤抗菌薬治療を行っても治癒が困難な症例も多い．環境曝露は抗菌治療後の再発に関連することが示唆され，NTM に感受性のある宿主に対しては，発症や再感染のリスクを下げるために生活環境中にある感染源に注意を払い，その対策を指導することは重要である．MAC は 70℃ 5 秒間で殺菌され[12]，家庭の給湯温度が 55℃ 以上ならそれ以下に比べ，有意に M. avium の分離率が低いと報告されており[5]，適切な給水・給湯システムの管理やシャワーヘッドの清掃を行い，土ほこりを避ける必要があると考えられる[35]（表1）．

表1 家庭内で *Mycobacterium. avium* の曝露を減らす方法

2週間ごとに給湯タンク内の温水を排水，貯水する
給湯水の温度を 55℃以上に上げる
シャワーヘッドを外して，清掃する
シャワーヘッドの噴出口は霧状のものではなく流水（口径1mm以上）にする
浴室内でのエアロゾル曝露を減らす（換気，開窓）
シャワーや水道取水口に細菌除去フィルターを取り付ける
2週間ごとに活性炭フィルターを取り換える
加湿器は使用しない
エアコンの加湿モードを使用しない
10分間煮沸で抗酸菌殺菌する
鉢植え土壌からのほこりを避ける

Falkinham JO III. Reducing human exposure to *Mycobacterium avium*. Ann Am Thorac Soc 10(4)：378-382, 2013 より

文献

1) Guerrero C, Bernasconi C, Burki D, et al：A novel insertion element from *Mycobacterium avium*, IS1245, is a specific target for analysis of strain relatedness. J Clin Microbiol 33(2)：304-307, 1995
2) Nishiuchi Y, Maekura R, Kitada S, et al：The Recovery of *Mycobacterium avium-intracellulare* complex (MAC) from the residential bathrooms of patients with pulmonary MAC. Clin Infect Dis 45(3)：347-351, 2007
3) von Reyn CF, Maslow JN, Barber TW, et al：Persistent colonisation of potable water as a source of *Mycobacterium avium* infection in AIDS. Lancet 343：1137-1141, 1994
4) De Groote MA, Pace NR, Fulton K, et al：Relationships between *Mycobacterium* isolates from patients with pulmonary mycobacterial infection and potting soils. Appl Environ Microbiol 72(12)：7602-7606, 2006
5) Falkinham JO III：Nontuberculous mycobacteria from household plumbing of patients with nontuberculous mycobacteria disease. Emerg Infect Dis 17(3)：419-424, 2011
6) Thibault VC, Grayon M, Boschiroli ML, et al：New variable-number tandem-repeat markers for typing *Mycobacterium avium* subsp. paratuberculosis and M. avium strains：comparison with IS900 and IS1245 restriction fragment length polymorphism typing. J Clin Microbiol 45(8)：2404-2410, 2007
7) Dauchy FA, Dégrange S, Charron A, et al：Variable-number tandem-repeat markers for typing *Mycobacterium intracellulare* strains isolated in humans. BMC Microbiol doi 10. 1186/1471-2180-10-93, 2010
8) Inagaki T, Nishimori K, Yagi T, et al：Comparison of a variable-number tandem-repeat (VNTR) method for typing *Mycobacterium avium* with mycobacterial interspersed repetitive-unit-VNTR and IS1245 restriction fragment length polymorphism typing. J Clin Microbiol 47(7)：2156-2164, 2009
9) Ichikawa K, Yagi T, Inagaki T, et al：Molecular typing of *Mycobacterium intracellulare* using multilocus variable-number of tandem-repeat analysis：identification of loci and analysis of clinical isolates. Microbiology 156(Pt2)：496-504, 2010
10) Macheras E, Konjek J, Roux AL, et al：Multilocus sequence typing scheme for the *Mycobacterium abscessus* complex. Res Microbiol 2014[Epub ahead of print]
11) Falkinham JO III：Ecology of nontuberculous mycobacteria--where do human infections come from? Semin Respir Crit Care Med 34(1)：95-102, 2013

12) Schulze-Röbbecke R, Buchholtz K：Heat susceptibility of aquatic mycobacteria. Appl Environ Microbiol 58(6)：1869-1873, 1992
13) Kahana LM, Kay JM, Yakrus MA, et al：*Mycobacterium avium* complex infection in an immunocompetent young adult related to hot tub exposure. Chest 111(1)：242-245, 1997
14) Feazel LM, Baumgartner LK, Peterson KL, et al：Opportunistic pathogens enriched in showerhead biofilms. Proc Natl Acad Sci USA 106(38)：16393-16399, 2009
15) Wallace RJ Jr, Iakhiaeva E, Williams MD, et al：Absence of *Mycobacterium intracellulare* and presence of *Mycobacterium chimaera* in household water and biofilm samples of patients in the United States with *Mycobacterium avium* complex respiratory disease. J Clin Microbiol 51(6)：1747-1752, 2013
16) Reznikov M, Dawson DJ：Mycobacteria of the intracellulare-scrofulaceum group in soils from the Adelaide area. Pathology 12(4)：525-528, 1980
17) Brooks RW, Parker BC, Gruft H, et al：Epidemiology of infection by nontuberculous mycobacteria. V. Numbers in eastern United States soils and correlation with soil characteristics. Am Rev Respir Dis 130(4)：630-633, 1984
18) Kaevska M, Slana I, Kralik P, et al："*Mycobacterium avium* subsp. *hominissuis*" in neck lymph nodes of children and their environment examined by culture and triplex quantitative real-time PCR. J Clin Microbiol 49(1)：167-172, 2011
19) Fujita K, Ito Y, Hirai T, et al：Genetic relatedness of *Mycobacterium avium-intracellulare* complex (MAC) isolates from patients with pulmonary MAC disease and their residential soils. Clin Microbiol Infect 19(6)：537-541, 2013
20) Biet F, Boschiroli ML, Thorel MF, et al：Zoonotic aspects of *Mycobacterium bovis* and *Mycobacterium avium-intracellulare* complex (MAC). Vet Res 36(3)：411-436, 2005
21) Iwamoto T, Nakajima C, Nishiuchi Y, et al：Genetic diversity of *Mycobacterium avium* subsp. *hominissuis* strains isolated from humans, pigs, and human living environment. Infect Genet Evol 12(4)：846-852, 2012
22) Bryant JM, Grogono DM, Greaves D, et al：Whole-genome sequencing to identify transmission of *Mycobacterium abscessus* between patients with cystic fibrosis：a retrospective cohort study. Lancet 381：1551-1560, 2013
23) Arbeit RD, Slutsky A, Barber TW, et al：Genetic diversity among strains of *Mycobacterium avium* causing monoclonal and polyclonal bacteremia in patients with AIDS. J Infect Dis 167(6)：1384-1390, 1993
24) Wallace RJ.Jr, Zhang Y, Brown BA, et al：Polyclonal *Mycobacterium avium* complex infections in patients with nodular bronchiectasis. Am J Respir Crit Care Med 158(4)：1235-1244, 1998
25) Fujita K, Ito Y, Hirai T, et al：Association between polyclonal and mixed mycobacterial *Mycobacterium avium* complex Infection and environmental exposure. Ann Am Thorac Soc 11(1)：45-53, 2014
26) Wallace Jr RJ, Zhang Y, Brown-Elliott BA, et al：Repeat positive cultures in *Mycobacterium intracellulare* lung disease after macrolide therapy represent new infections in patients with nodular bronchiectasis. J Infect Dis 186(2)：266-273, 2002
27) Wallace RJ Jr, Brown-Elliott BA, McNulty S, et al：Macrolide/Azalide therapy for nodular/bronchiectatic：*Mycobacterium avium* complex lung disease. Chest 146(2)：276-282, 2014
28) Kikuchi T, Watanabe A, Gomi K, et al：Association between mycobacterial genotypes and disease progression in *Mycobacterium avium* pulmonary infection.

Thorax 64(10) : 901-907, 2009
29) Kikuchi T, Kobashi Y, Hirano T, et al : *Mycobacterium avium* genotype is associated with the therapeutic response to lung infection. Clin Microbiol Infect 20(3) : 256-262, 2014
30) Kim SY, Lee ST, Jeong BH, et al : Clinical significance of mycobacterial genotyping in *Mycobacterium avium* lung disease in Korea. Int J Tuberc Lung Dis 16(10) : 1393-1399, 2012
31) Reed C, von Reyn CF, Chamblee S, et al : Environmental risk factors for infection with *Mycobacterium avium* complex. Am J Epidemiol 164(1) : 32-40, 2006
32) Khan K, Wang J, Marras TK : Nontuberculous mycobacterial sensitization in the United States : national trends over three decades. Am J Respir Crit Care Med 176(3) : 306-313, 2007
33) Maekawa K, Ito Y, Hirai T, et al : Environmental risk factors for pulmonary *Mycobacterium -avium-intracellulare* complex disease. Chest 140(3) : 723-729, 2011
34) Dirac MA, Horan KL, Doody DR, et al : Environment or host? : A case-control study of risk factors for *Mycobacterium avium* complex lung disease. Am J Respir Crit Care Med 186(7) : 684-691, 2012
35) Falkinham JO III : Reducing human exposure to *Mycobacterium avium*. Ann Am Thorac Soc 10(4) : 378-382, 2013

（伊藤　穣）

第3章

肺非結核性抗酸菌症の診断

I 臨床症状・画像診断

1 はじめに

　非結核性抗酸菌（NTM：nontuberculous mycobacteria）群は結核菌と異なり池，湖沼などの水系や土壌などの自然界中で長期間生息しうる環境常在菌である[1,2]．なかでも呼吸器に病変を引き起こす代表的なNTMである*Mycobacterium avium* complex（MAC）は屋外の水，土壌だけでなく，水道水，風呂水，家屋内の鉢植えの土など日常生活に密接な環境からも高頻度に分離される[3]．このように身近に存在するNTMのヒトへの感染経路は小児の頸部リンパ節炎，皮膚・軟部組織病変，HIV感染に伴う播種性病変などの一部の病型を除いて，環境から発生した病原菌を含むエアロゾルの吸入による呼吸器系からの侵入であり，大半は呼吸器に病変を形成する[4]．したがって肺NTM症の臨床症状は感染に伴う全身症状に加えて局所の炎症進行によって起こる呼吸器症状が主体となる．この章では免疫不全がないか，あっても軽度の宿主における肺NTM症の臨床症状と画像について解説し，HIV感染，抗リウマチ生物製剤投与などの特殊病態下で発症した肺NTM症については第V章で解説する．

　通常の免疫能を有する個体に対するNTMの侵入門戸は前述のごとく気道と考えられている．肺NTM症の病変は緩徐に進行するため，健診または他疾患診療中に偶然発見された病初期においては症状を欠くこともまれではない．このため2008年の肺NTM症診断に関する指針では臨床症状の有無は診断基準の項目から除外されることとなった[5]．指針の中でも述べられているように，NTM症ではその診断時がすなわち治療開始時ではないことは他の感染性疾患と大きく異なる点として重要である．換言すれば症状が軽微な確定診断症例では臨床症状の変化が治療開始の決め手になることが少なくない．したがってNTM症では診断のみならず，治療の観点からも症状の発現・経過に対し一層の注意を払う必要がある．

　一方，肺NTM症病変の進行，拡大に伴い，全身性症状として種々の程度の倦怠感，疲労感，発熱，体重減少を呈するようになる．同時に局所の炎症進行に伴って咳嗽，喀痰，血痰などの呼吸器症状が出現するようになるが，これらの症状は多彩かつ非特異的であり，またしばしば併存する呼吸器疾患のためその評価は困難であることが多い．NTM症においてはこれらの臨床的な特徴を理解したうえで，胸部X線像からNTM症を疑うことが診断の第一歩となる．

表1　非結核性抗酸菌症の臨床症状

A　全身症状
　1）発熱・夜間盗汗
　2）全身倦怠感・易疲労感
　3）体重減少
B　呼吸器症状
　1）咳嗽・喀痰
　2）血痰・喀血
　3）息切れ，呼吸困難
　4）胸痛
C　その他の臨床的留意事項
　側弯，漏斗胸，僧帽弁逸脱などを有するやせ形の中高年女性

2　臨床症状 (表1)

全身症状

病変は潜行性に進行することから病初期では全身症状は軽度であるが，病変の進行とともにこれらの全身症状は顕著となることが多い．

❶ 発熱・夜間盗汗

発熱は高熱を伴うことは少なく，微熱で経過することが多いため本人も発熱に気づかないこともまれではない．塗抹陽性の場合は発熱の頻度が高くなるとされている．夜間盗汗を訴える場合は炎症の程度が強いことが多いため，より慎重な診療が必要となる．

❷ 全身倦怠感・易疲労感

非特異的症状であるが，しばしば認められ病勢との関連性が指摘される．他疾患によるものを除外することが必要である．

❸ 体重減少

肺NTM症ではやせ型の症例が多く，体重減少が診断のきっかけになることも多い．治療が奏効すると体重が増加することが多いため，治療効果の判定に有用である．

呼吸器症状

❶ 咳嗽・喀痰

ほとんどすべての患者に慢性または繰り返す咳嗽がある．膿性喀痰もしばしば認められる．

❷ 血痰・喀血

しばしば血痰を呈するが，活動性とは無関係のことも多く，止血薬，鎮咳薬の一時的投与で鎮静化することがほとんどである．喀血をきたすことはまれであるが，気管支拡張症が進行した例では新鮮な血液の喀出を見ることがあり，カテーテルを用いた気管支動脈塞栓術による止血を要することがある．

❸ 息切れ，呼吸困難
　病変が広範囲に及ぶと，息切れや呼吸困難感を訴えることがある．
❹ 胸痛
　結核と異なり胸膜炎を合併することは極めてまれであるため，胸痛を訴える頻度は低い．胸膜下の病変が臓側胸膜に及ぶと胸痛を訴えることがあるが，その頻度は低い．

■ その他の臨床的留意事項

　NTMが特定の個体の呼吸器に感染が成立する理由として，環境因子，菌の感染力とともに，宿主側因子としての易感染性要因が想定されている．その一部としてNTM症の多数を占める肺MAC症では側弯，漏斗胸，僧帽弁逸脱などを有するやせ形の中高年女性で多くみられることが報告されており[6]，診断の際に参考となることがある．

3 画像診断

■ 総論

　肺NTM症では臨床的に無症状あるいは症状があっても軽度に留まることがまれではないため，健診または他疾患診療中に偶然胸部X線の異常を指摘され，診断のきっかけとなることが少なくない．したがって肺NTM症の典型的な画像所見を理解し，適切な症例に必要な検査を実施していくことが診断確定上極めて重要である．さらに実地診療では確定診断に至らない症例も少なくない．このような症例の多くは疑い例として経過観察を行っていくことになるが，その際には過去画像との比較読影を行うことが重要である．肺NTM症では治療の有無にかかわらず，自然経過として陰影の増悪・改善を繰り返す傾向があり特に肺MAC症においてはこの点に留意する必要がある．

❶ 胸部単純X線
　撮影は正面・側面2方向で撮影する．特に中高年女性の肺NTM症に認められることの多い中葉・舌区の粒状影，気管支拡張所見は正面撮影時の肋骨・肋軟骨陰影によってしばしば不明瞭化する．側面像では上記の弱点が補えるだけでなく，病変進行に伴う中葉・舌区の容量低下も容易に判読可能であることから，とりわけ初診時には側面像も確認することが重要である．肺尖部の陰影も正面写真では第一肋骨によって不明瞭化することが多く，肺尖部に多い空洞陰影の見落としを防ぐ意味からも側面像の確認は有用である．単純X線写真では撮影条件も評価に重要な要素である．近年多くの医療機関でデジタル撮影装置が普及し，撮影条件については安定した画像が得られるようになりハード面での問題はおおむね解消されている．しかし胸部単純X線写真の陰影はわずかな吸気条件の差によって所見が大きく異なることがあるため，ことに初期のNTM症の撮影時には

表2 肺MAC症画像病型

a 結節・気管支拡張型(nodular/bronchiectatic type)
b 線維空洞型(fibrocavitary type)
c 孤立結節型(solitary nodule type)
d 過敏性肺炎型(hypersensitivity like disease)
e 全身播種型(disseminated type)

吸気条件にも注意を払うことが必要である.

❷ 胸部CT

単純X写真と同様に解像度に優れた機器が普及しており,初期病変であっても通常の撮影条件と方法で十分に描出可能である.病変が狭い領域に限局して存在する場合は,通常よりも薄いスライス厚での撮像,拡大像を追加する.経過を見るためにはいずれの場合も同一条件での比較が必要になるが,スライス厚が薄くなると撮像時間が長くなり放射線被曝量が多くなるため,適応の選択は慎重に行い,不必要な検査は慎むべきである.

❸ FDG-PET

後述する孤立結節型の肺MAC症の場合には肺癌との鑑別に苦慮することもあり,内科的に確定診断がつかない場合はPET検査によって鑑別診断を試みることも多い.肺NTM症では炎症の程度によっては低集積,高集積のいずれのパターンも取りうるとされており[7-9],肺NTM症におけるFDG-PETの臨床的有用性に関しては今後の臨床研究の報告を待つ必要がある.

■ 各論

個々の画像所見の特徴を読み取り,それらの所見の肺内での空間的優位性と,分布傾向から鑑別診断を行うプロセスは胸部画像診断の基本であり,肺NTM症においても同様である.ここでは肺NTM症のなかで日常的に遭遇する頻度の高いMAC, *Mycobacterium kansasii*, *Mycobacterium abscessus* の3菌種による呼吸器画像の所見について概説する.

❶ *Mycobacterium avium* complex(MAC)症

MAC症では一般的にa 結節・気管支拡張型(nodular/bronchiectatic type),b 線維空洞型(fibrocavitary type),c 孤立結節型(solitary nodule type),d 過敏性肺炎型(hypersensitivity-like disease),e 全身播種型(disseminated type)の5つの臨床病型に大別されることが多い(表2).以下それぞれの胸部画像所見の特徴について述べる.

a 結節・気管支拡張型(nodular/bronchiectatic type),中葉・舌区型(図1〜3)

肺MAC症の大半はこのタイプであり,臨床的には最も高頻度に遭遇する病型である.中葉・舌区を主体とした小結節と気管支拡張が特徴であることから,結節・気管支拡張型(nodular/bronchiectatic type)または中葉・舌区型と呼ばれている.このタイプの肺NTM症は山本ら[10],下出[11]らによって1970年代からす

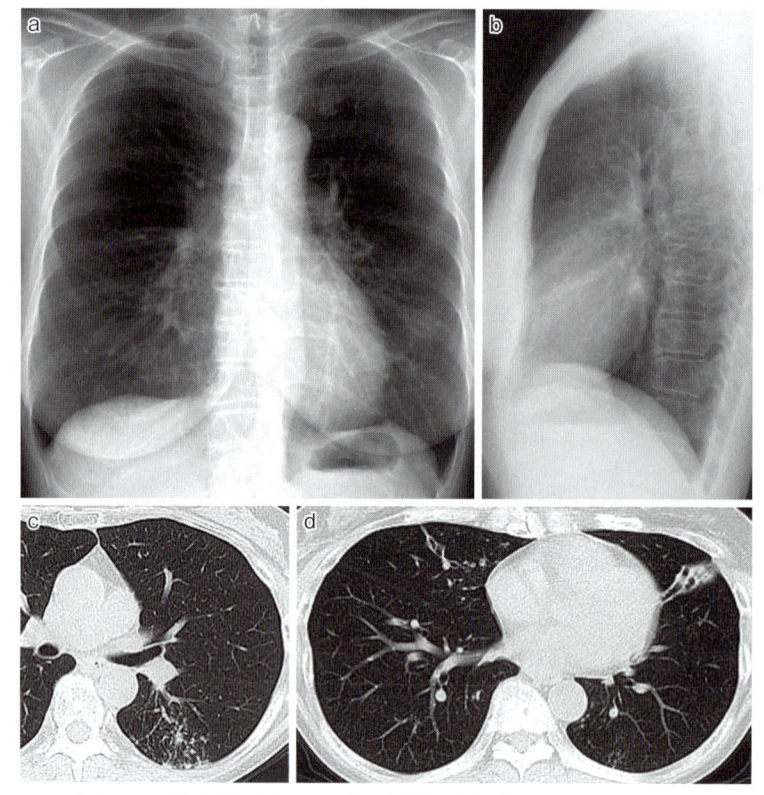

図1 66歳女性 肺MAC症 結節・気管支拡張型
a, b 左中肺野の浸潤影と側面像での気管支拡張所見が認められる
c 左S6領域を中心とした粒状影の散布像所見
d 右中葉気管支，左舌区気管支の拡張所見が明瞭にみられる

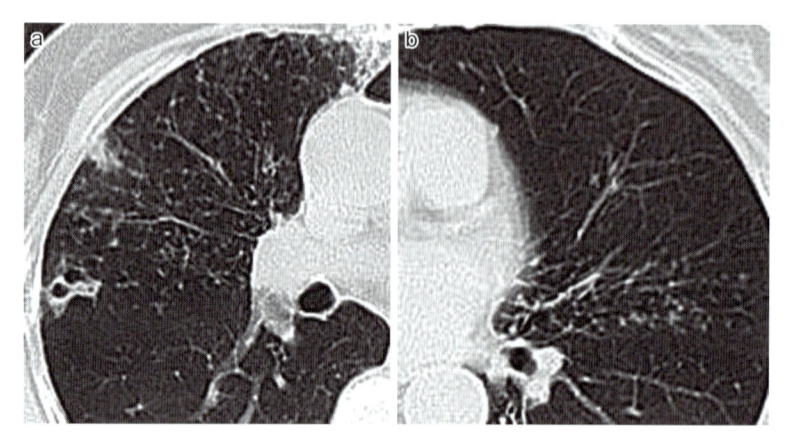

図2 74歳女性 肺MAC症 結節・気管支拡張型
a, b 右中葉，左舌区に境界明瞭な微細粒状影の散布が認められ，一部に斑状浸潤影や末梢気管支拡張像を認める

でに報告されていたが，Princeらの報告により国際的に認識されるようになった[12]．近年わが国において増加している肺NTM症は圧倒的にこのタイプであ

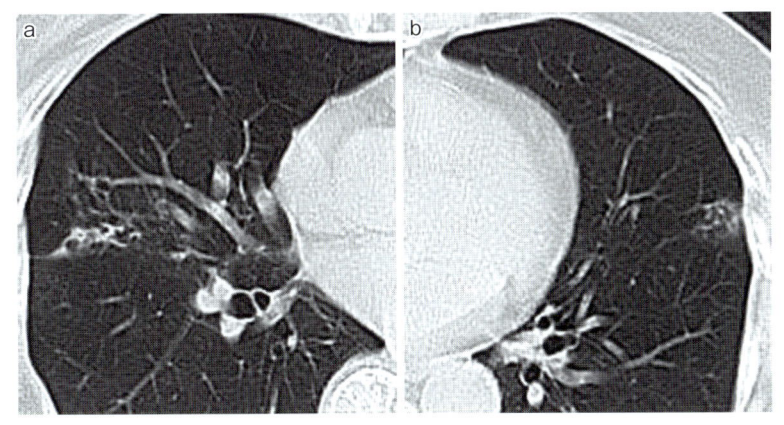

図3 72歳女性　肺MAC症　結節・気管支拡張型　初期病変
a, b　右中葉末梢の気管支拡張，左舌区末梢胸膜下の小粒状影集簇

り，基礎疾患のない非喫煙中高年女性に発症することが多い．

　胸部単純X線正面写真像では片側性あるいは両側性に中下肺野を中心とした不規則に分布する小粒状陰影・網状陰影と気管支拡張を反映した索状線状陰影として認識されることが多い．病初期にはこれらの所見は極めて軽微であり，単純X線写真では異常を指摘できない場合も少なくない．これらの中葉・舌区病変が心臓などの縦隔臓器に接する部位に生じると正面像では右第2弓，左第3, 4弓などの心陰影との境界は不鮮明になる．一方側面像では病変の進展とともに中葉・舌区の容量低下や気管支拡張が認められることもあり，側面写真を確認することは診断に有用である．胸部CTでは病初期には中葉・舌区を主体として胸膜直下に集簇する小粒状影とその周辺のごく狭い範囲に認められる浸潤影が認められる[13-15]．この粒状影は病理学的には胸膜下の乾酪性または非乾酪性の肉芽腫病変であり，気管支粘膜下のリンパ路を介して粒状影から中枢方向に向かって炎症が進展する．気管支粘膜と粘膜下支持組織の破壊が生ずる結果，気管支拡張が緩徐に拡大進行し，小粒状影(肉芽腫)の誘導気管支は内腔面の不整が目立つようになる．他方小粒状影より末梢側すなわち胸膜方向へは肉芽腫や乾酪物質による細気管支の閉塞から肺胞の虚脱，線維化が進行し次第に胸膜側に高濃度の浸潤陰影を呈するようになる[16-18]．このような病変の成立過程から結節/気管支拡張型では巨大な空洞をきたすことはまれであり，結核とは異なり肉芽腫内に石灰病巣が認められることはないとされている．

b｜線維空洞型(fibrocavitary type)，結核類似型(図4, 5)

　上葉を中心とした空洞病変と浸潤影を呈することが多く，線維空洞型(fibrocavitary type)あるいは結核類似型と呼ばれている．COPDや塵肺などの基礎呼吸器疾患を有する高齢の喫煙男性が主とされていたが[19]，基礎呼吸器疾患のない症例も多くなっている[20]．結核と比較した場合の画像上の特徴として，(1)空洞壁が薄く周囲の間質所見に乏しい，(2)経気管支性の病変散布よりも隣接した連

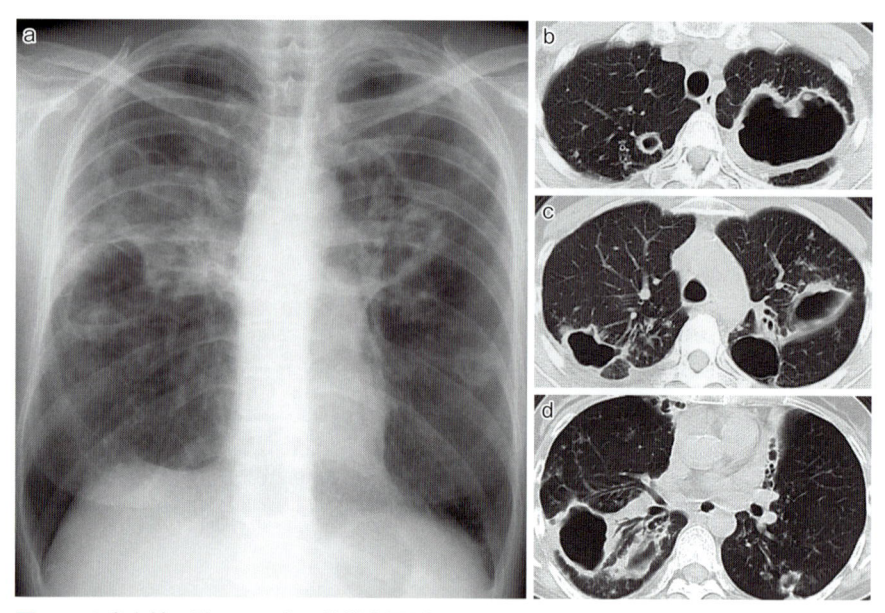

図4 49歳女性 肺MAC症 線維空洞型
a 胸部単純X線写真 両側上中肺野に空洞陰影が認められる
b-d 大小の薄壁空洞を認めるが，空洞周囲の浸潤影，散布巣は目立たない

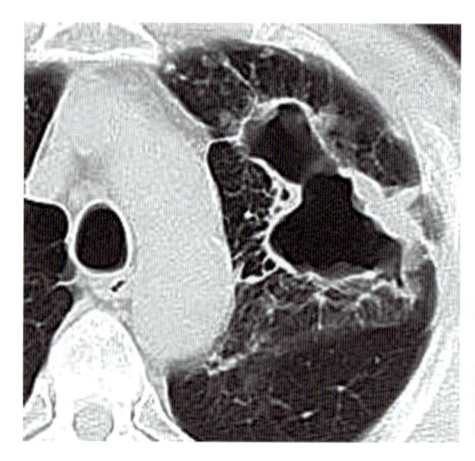

図5 61歳男性 肺MAC症 線維空洞型
関節リウマチでMTX 6 mg/W内服中，喀痰抗酸菌塗抹陽性
左上葉の空洞は壁が薄く不整形を呈している

表3 線維空洞型肺MAC症の特徴

(1) 空洞壁が薄く周囲の間質所見に乏しい
(2) 経気管支性の病変散布＞隣接した連続性病変
(3) 肺実質より胸膜病変を作りやすい

続性病変を作りやすい，(3) 肺実質より胸膜病変を作りやすい傾向がある[21]とされている（表3）．以上の特徴から単純X線写真，CT写真ともに空洞周囲の浸潤影は比較的弱い．空洞の好発部位は結核同様肺尖部S1またはS1＋2と下葉のS6とされていたが，倉島らの報告によれば肺MAC症の空洞好発部位は右ではS2左ではS1＋2c，次いでS3，S9，S10であったとしている[22]．

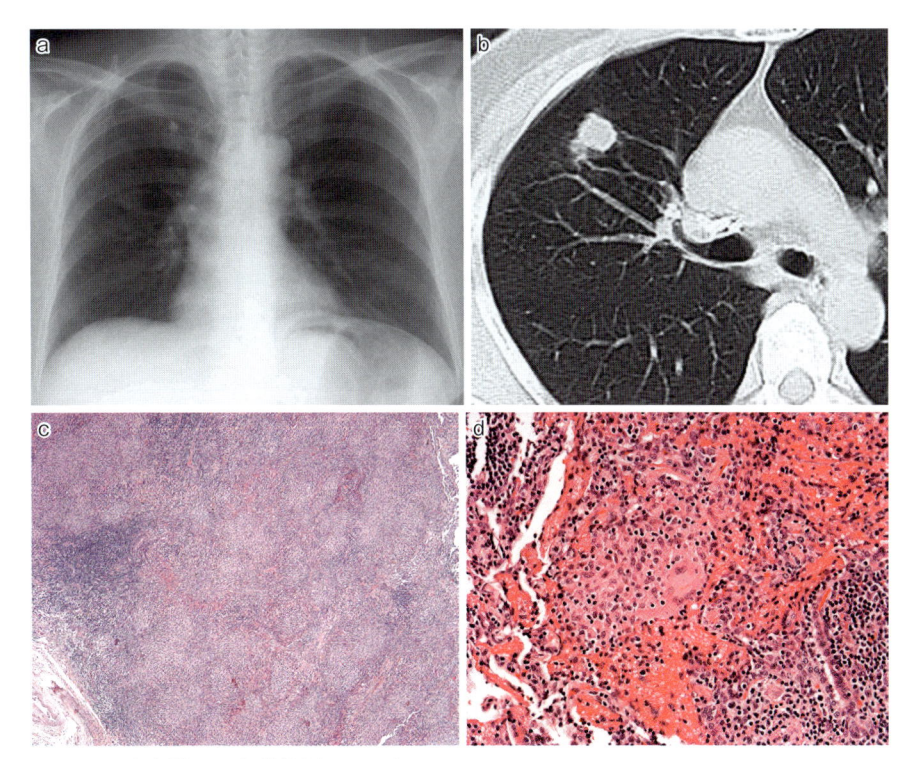

図6 69歳女性　孤立結節型 MAC 症
a　右中肺野に腫瘤陰影を認める
b　右 S3 の直径 10 mm の腫瘤影には石灰化像はなく，周囲の散布巣も認めない
c, d　術中迅速組織診断で抗酸菌塗抹陽性，病理所見ではラングハンス巨細胞を有する肉芽腫であり，M. avium PCR が陽性であった

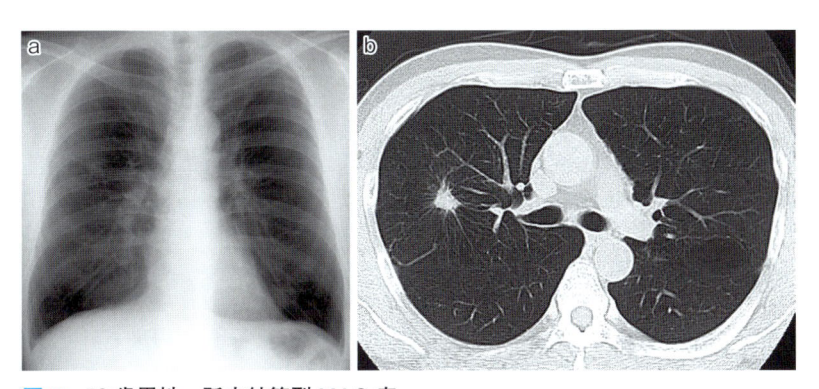

図7 50歳男性　孤立結節型 MAC 症
a, b　胸部単純 X 線では右上葉に結節陰影を認める．CT では周囲の肺組織の牽引所見があり，肺癌と類似した所見を呈している．胸腔鏡下肺生検の結果では悪性所見は認めず，M. intracellulare PCR が陽性であった

c｜孤立結節型（solitary nodule type）（図6, 7）

　頻度は低いが，空洞を伴わない孤立結節陰影を呈することがある[21,23]．結節周囲の散布性所見を伴うことはまれで，石灰化を伴うこともない点が結核種と鑑別しうる点である．結節の辺縁不整，内部不均一，胸膜の牽引所見を伴うことがあ

Ⅰ　臨床症状・画像診断　53

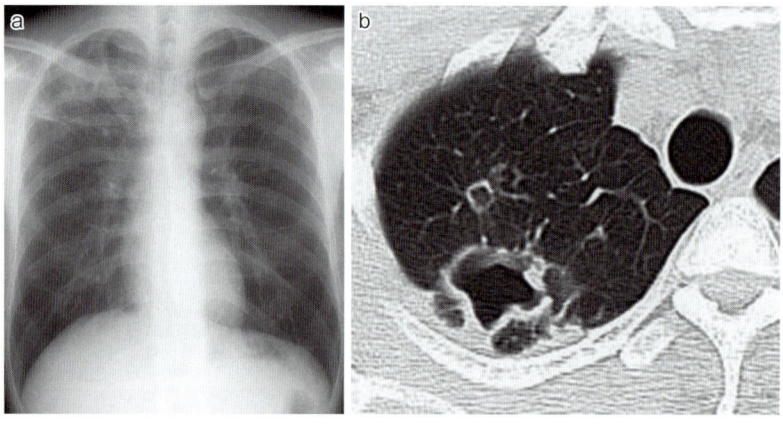

図8　41歳男性　肺 M. kansasii 症
a　健診発見例．右上肺野に浸潤影と空洞を認める
b　空洞壁は比較的薄く不整形を呈しており，隣接して新病変の出現を認める

り肺癌との鑑別に苦慮することがある．

d｜過敏性肺炎型（hypersensitivity-like disease）

24時間循環型ジェットバスを使用後に発熱，呼吸困難を主訴に急性から亜急性の経過で発症したびまん性肺疾患として米国で報告され[24]，その後わが国でも同様の症例報告があり hot tub lung と呼称されることもある[25,26]．感染症なのかアレルギー疾患なのかという点についての結論は得られていないが，エアロゾル化した MAC を含む水を吸入したことによる過敏性肺炎の病態説から hypersensitivity-like disease と呼ばれている[21]．

画像所見は単純X線写真，CT所見ともに急性過敏性肺炎の画像所見に一致しており，両側びまん性に小葉中心性の粒状影や汎小葉性すりガラス影が全肺野に出現する．胸膜直下は比較的維持されることが多い．モザイクパターンの分布もみられやすいとされる[21]．

e｜全身性播種型（disseminated type）

HIV 感染症患者など，CD4陽性Tリンパ球が著しく減少（おおむねCD4陽性細胞50〜100/μL以下）した宿主がMACによって汚染された飲食物を経口的に摂取することで消化管を介して発症する．MAC 以外のNTMによる全身播種病型も報告されているがMACによるものが大半でありその90％以上が M. avium によるものである[21]．血行性播種により肝臓，脾臓，骨髄，リンパ節に病変が形成されるが，著しい細胞性免疫低下により肺実質の肉芽腫や乾酪性の空洞形成が起こりにくいことから，縦隔リンパ節腫脹と肺野浸潤影が主たる所見とされている[27]．HIV感染に伴うNTM症についての解説は後述されているので，詳細は第Ⅴ章をご参照いただきたい．

❷ Mycobacterium kansasii（M. kansasii）症（図8, 9）

喫煙男性に多く，下出らの日本人 M. kansasii 症例の67例の検討では48％に

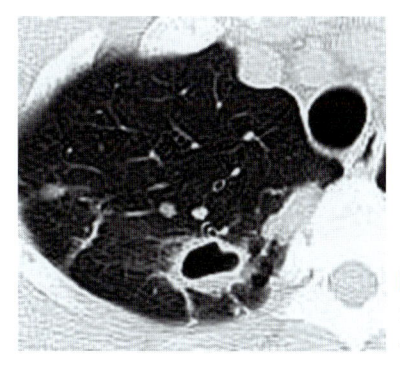

図9 31歳男性 肺 M. kansasii 症
金属加工業，血痰で発症．右肺尖部に空洞を認め，周囲に結節陰影を認める

表4 結核と比較した場合の肺 M. kansasii 症の特徴

① 片側性（右側＞左側）の傾向が強い
② 複数の肺区域に病変を生じることが少ない
③ 胸水貯留を呈することが少ない
④ 空洞が有意に小さい
⑤ 管状または曲がりくねった空洞形状

呼吸器合併症があり，粉塵曝露のある職歴が15％であったと報告されている[28]．国外の報告でも Maliwan らは65％に COPD の合併があると指摘しているが[29]これらの基礎疾患や職業歴と発病との関連性については現在のところ明らかではない．

胸部X線画像では肺尖部の空洞病変を呈することが多く結核画像と類似するが薄壁空洞であることが多く[30]，結核と比較して ① 片側性（右側＞左側）の傾向が強い，② 複数の肺区域に病変を生じることが少ない，③ 胸水貯留を呈することが少ない，④ 空洞が有意に小さい[31]などの特徴がある．M. kansasii 症では空洞の形状は円形，楕円形よりも管状または曲がりくねった不整形を呈することが多いとされている[32]（表4）．

❸ Mycobacterium abscessus（M. abscessus）症（図10）

M. abscessus は Runyon 分類の迅速発育菌群に属する NTM であり，迅速発育菌による呼吸器感染症の大半（82％）が M. abscessus によるとされている．M. abscessus 症では陳旧性肺結核や他の菌種による肺 NTM 症の先行，cystic fibrosis，気管支拡張症など基礎肺疾患が認められる場合が多い[33]．

画像所見は肺 MAC 症に類似するが，MAC 症では結節/気管支拡張型の比率が圧倒的に高いのに対し M. abscessus 症では肺 MAC 症に比べて空洞を呈する比率が高い[34,35]．病変は肺 MAC 症と比べ広範囲にわたると報告されており[36,37]，肺 MAC 症との鑑別に有用である可能性がある．

❹ その他の非結核抗酸菌症

MAC，M. kansasii，M. abscessus の3菌種を除く肺 NTM 症については，症例が少なく画像について特徴を解説できるほどの報告がないため画像の解説は割愛する．本邦症例を集積・解析した結核病学会誌のレビューを以下に呈示するの

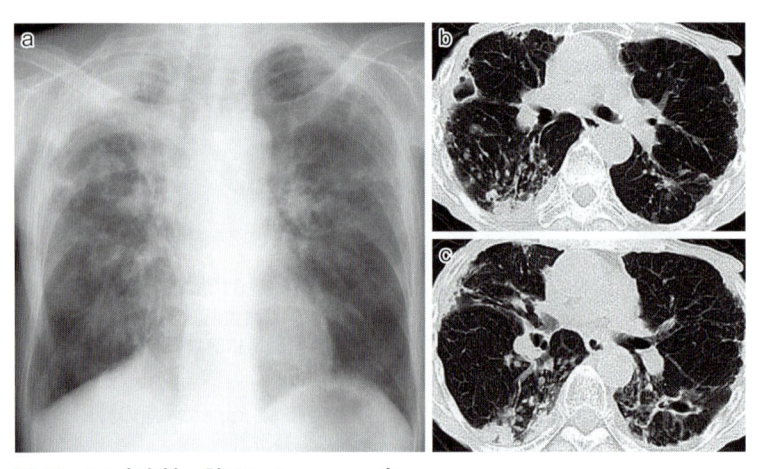

図10　78歳女性　肺 *M. abscessus* 症
a　両肺に広範囲に浸潤影，空洞を認める
b, c　粒状影，気管支拡張像，薄壁空洞陰影が両側肺広範囲に認められる

で必要時に参考にされたい．

Mycobacterium fortuitum 症　　結核 56(12)：587-593，1981
Mycobacterium xenopi 症　　結核 85(8)：647-653，2010
Mycobacterium szulgai 症　　結核 87(5)：391-396，2012

引用文献

1) Falkinham JO：Nontuberculous mycobacteria in the environment. Clin Chest Med 23(3)：529-551, 2002
2) von Reyn CF, Waddell RD, Eaton T, et al：Isolation of *Mycobacterium avium* complex from water in the United States, Finland, Zaire, and Kenya. J Clin Microbiol 31(12)：3227-3230, 1993
3) Marras TK, Daley CL：Epidemiology of human pulmonary infection with nontuberculous mycobacteria. Clin Chest Med 23(3)：553-567, 2002
4) Biet F, Boschiroli ML, Thorel MF, et al：Zoonotic aspects of *Mycobacterium bovis* and *Mycobacterium avium intracellulare* complex (MAC). Vet Res 36：411-436, 2005
5) 日本結核病学会非結核性抗酸菌症対策委員会・日本呼吸器学会感染症・結核学術部会：肺非結核性抗酸菌症診断に関する指針—2008年．結核 83(7)：525-526, 2008
6) Kim RD, Greenberg DE, Ehrmantraut ME, et al：Pulmonary nontuberculous mycobacterial disease：prospective study of a distinct preexisting syndrome. Am J Respir Crit Care Med 178(10)：1066-1074, 2008
7) Hara T, Kosaka N, Suzuki T, et al：Uptake rates of 18F-fluorodeoxyglucose and 11C-choline in lung cancer and pulmonary tuberculosis：A positron emission tomography study. Chest 124(3)：893-901, 2003
8) 松山航，山元滋樹，大中原研一，ほか：18F-fluorodeoxyglucose-positron emission tomography (18FDG-PET) にて集積を認めた肺非結核性抗酸菌症の1例．日呼吸会誌 42(11)：970-974，2004
9) 関根朗雅　萩原恵里　小倉高志，ほか：多発結節影を呈し，18FDG-PET 検査に

て集積差を認めた 肺 *Mycobacterium avium* 感染症の1例．日呼吸会誌 47(7)：575-580, 2009
10) 山本正彦：特殊な病状を呈した肺非定型抗酸菌症「非定型抗酸菌症」．pp114-123, 金原出版，1970
11) 下出久雄：非定型抗酸菌症の臨床研究（第11報）―― 中葉舌区型，慢性気管支炎型，気管支拡張型について．日胸 39(10)：866-878, 1980
12) Prince DS, Peterson DD, Steiner RM, et al：Infection with *Mycobacterium avium* complex in patients without predisposing conditions. N Engl J Med 321(13)：863-868, 1989
13) Christensen EE, Dietz GW, Ahn CH, et al：Pulmonary manifestations of *Mycobacterium intracellularis*. Am J Roentgenol 133(1)：59-66, 1979
14) Ahn CH, McLarty JW, Ahn SS, et al：Diagnostic criteria for pulmonary disease caused by Mycobacterium kansasii and *Mycobacterium intracellulare*. Am Rev Respir Dis 125(4)：388-391, 1982
15) Field SK, Cowie RL：Treatment of *Mycobacterium avium* complex (MAC) lung disease with a macrolide, ethambutol, and clofazimine. Chest 124(4)：1482-1486, 2003
16) 蛇澤 晶，田村厚久，相良勇三，ほか：肺非定型（非結核性）抗酸菌症の病理．日胸 59(8)：565-577, 2000
17) Fujita I, Ohtsuki Y, Suemitsu I, et al：Pathological and radiological changes in resected lung specimens in *Mycobacterium avium intracellulare* complex disease. Eur Respir J 13(3)：535-540, 1999
18) Fujita J, Ohtsuki Y, Shigeto E, et al：Pathological findings of bronchiectases caused by *Mycobacterium avium intracellulare* complex. Respir Med 97(8)：933-938, 2003
19) O'Brien RJ, Geiter LJ, Snider DE：The epidemiology of nontuberculous mycobacterial diseases in the United States：results from a national survey. Am Rev Respir Dis 135(5)：1007-1014, 1987
20) 藤田次郎，日比谷健司，原永修作，ほか：非結核性抗酸菌症．結核 82(9)：721-727, 2007
21) Griffith DE, Aksamit T, Brown-Elliott BA, et al：An Official ATS/IDSA Statement：Diagnosis, Treatment, and Prevention of Nontuberculous Mycobacterial Diseases. Am J Respir Crit Care Med 175(4)：367-416, 2007
22) 倉島篤行，堀部光子：肺 *Mycobacterium avium* complex(MAC)症における空洞画像の分布とその経過の検討．結核 87(5)：397-402, 2012
23) Gribetz A, Damsker B, Bottone E, et al：Solitary pulmonary nodules due to nontuberculous mycobacterial infection. Am J Med 70(1)：39-43, 1981
24) Kahana LM, Kay JM, Yakrus MA, et al：*Mycobacterium avium* complex infection in an immunocompetent young adult related to hot tub exposure. Chest 111(1)：242-245, 1997
25) 釼持広和，本田淳郎，馬場智尚，ほか：24時間循環風呂に関連したMACに対するhypersensitivity pneumonitisの1例．日呼吸会誌 43(11)：689-692, 2005
26) 菅野貴世史，赤井雅也，加藤智浩，ほか：自宅浴槽水中のMycobacterium avium complexにより過敏性肺炎様の病態を呈した1例．結核 87(5)：403-407, 2012
27) Salama C, Policar M, Venkataraman M, et al：Isolated pulmonary *Mycobacterium avium* complex infection in patients with human immunodeficiency virus infection：case reports and literature review. Clin Infect Dis 37(3)：e35-40, 2003
28) 下出久雄：日本におけるM. kansasii症．結核 52(11)：577-585, 1977
29) Maliwan N, Zvetina JR：Clinical features and follow up of 302 patients with Mycobacterium kansasii pulmonary infection：a 50 year experience. Postgrad Med

J 81(958)：530-533, 2005
30) Christensen EE, Dietz GW, Ahn CH, et al：Radiographic manifestations of pulmonary *mycobacterium kansasii* infections. Am J Roentgenol 131 (6)：985-993, 1978
31) Evans AJ, Crisp AJ, Hubbard RB, et al：Pulmonary mycobacterium kansasii infection：comparison of radiological appearances with pulmonary tuberculosis. Thorax 51(12)：1243-1247, 1996
32) Takahashi M, Tsukamoto H, Kawamura T, et al：*Mycobacterium kansasii* pulmonary infection：CT findings in 29 cases. Jpn J Radiol 30(5)：398-406, 2012
33) Griffith DE, Girard WM, Wallace RJ Jr：Clinical features of pulmonary disease caused by rapidly growing mycobacteria：an analysis of 154 patients. Am Rev Respir Dis 147(5)：1271-1278, 1993
34) 小橋吉博，岡三喜男：*Mycobacterium abscessus* 肺感染症の臨床的検討．結核 85(1)：1-6，2010
35) Jeong YJ, Lee KS, Koh WJ, et al：Nontuberculous mycobacterial pulmonary infection in immunocompetent patients：comparison of thin-section CT and histopathologic findings. Radiology 231(3)：880-886, 2004
36) 倉島篤行：MAC症以外の非結核性抗酸菌症画像所見．結核 84(8)：577-583，2009
37) Han D, Lee KS, Yi CA, et al：Radiographic and CT findings of nontuberculous mycobacterial pulmonary infection caused by Mycobacterium abscessus. Am J Roentgenol 181(2)：513-517, 2003

（藤内　智）

II 血液検査（血清診断）

　わが国で開発された「キャピリア®MAC抗体ELISA」が2011年に保険収載され，2012年から一般臨床検査機関の受託項目となった．今回非結核性抗酸菌症診療マニュアルを作成するにあたり，肺MAC症の血清診断の項目が加えられることになった．いうまでもなく感染症診断のゴールドスタンダードは菌の分離培養であり，2007年のATS/IDSAガイドライン[1]，2008年の日本結核病学会・日本呼吸器病学会による診断指針[2]ではまだ血清診断について触れられていない．しかし血清診断は保険診療で行える非侵襲的な検査であり，近年は補助診断としての有用性について臨床現場からの報告も増えてきている．積極的な活用が肺MAC症の早期診断に役立つと期待される．

1 肺MAC症診断の現状

　結核菌がヒト由来の検体から1回でも培養されれば活動性結核の確定診断がなされるのと対照的に，MACは水，土壌，塵埃などの環境中に広く常在する環境菌であるため，検査時に混入する可能性が否定できない．このため従来の肺MAC症の診断基準にはcontaminationあるいはcolonizationの除外を強く意識した菌量に関する複雑な条件が存在し，なおかつ臨床症状の存在も必須とされたため，早期にはなかなか診断されないという問題があった．近年では典型的な画像所見をもつ症例では真のcolonizationはまれであると考えられるようになり，診断基準の緩和が求められていた．2008年に改訂された日本の診断指針[2]では臨床症状を外し，細菌学的所見も定量要件を省いて大幅な簡略化をはかることにより早期診断を可能とした．その代わりに治療開始時期は診断基準合致とは別個の問題として扱い今後の検討課題とした．

　今日では健診やCT検査の普及により，かなり早期の段階で胸部異常影として肺MAC症が疑われる症例が増えてきている．このような患者の多くは喀痰検査で診断がつかないことも多い．この場合確定診断するためには気管支鏡検査が必要となるが，侵襲的な検査であり，特異的所見が得られなかった場合にも肺MAC症を完全に否定することは難しい．自覚症状に乏しく悪性腫瘍が否定的な場合は特にハードルが高くなるのが現場の実際であろう．経過観察しているうちに喀痰から菌が検出されて診断される場合もあるが，なかには自己中断してしまい重症化してしまったというようなケースも散見される．

　このような背景があり，肺MAC症の診断がより早期に，簡便にできる検査法の開発がのぞまれてきた．

2 肺MAC症の血清診断法の開発

結核菌の血清診断

　結核菌に対する血清診断としてはこれまでいくつものキットが開発されてきた．日本では「マイコドット®」と「デタミナー抗TBGL抗体®」が保険診療として使用できる．これらは抗酸菌に特異的な抗原に対する血清中の抗体を測定する検査であるが，結核とNTMを区別することができない．感度，特異度ともに評価は低く，2012年世界保健機関（WHO）は活動性結核の診断に使用されているすべての血清診断について，不正確で誤診のもとになるため，各国に禁止するように勧告した．一方QFTやT-SPOTのようないわゆるInterferon Gamma Releasing Assays（IGRAs）は結核菌特異的抗原でリンパ球を刺激し，インターフェロンγ（IFN-γ）遊離の程度を測定するもので，結核感染の診断法として国際的に高く評価されている．

抗GPL core IgA抗体のMAC血清診断への応用

　glycopeptidolipid（GPL）は，MAC細胞壁を構成する主要糖脂質抗原であり，MACの血清型を規定する抗原として知られている．4つのペプチドと脂肪鎖からなるGPL-coreと呼ばれる共通部分と，血清型を規定する多種多様な糖鎖から構成される．GPL-coreはMACの菌種（*M. avium*か*M. intracellulare*か）や血清型の種類に関係なく高い抗原性をもち，しかも結核や*M. kansasii*などMAC以外の抗酸菌の多くには存在しないことから，MACの特異的抗原として適しているといえる[3]．ただし*M. abscessus*, *M. chelonae*, *M. fortuitum*といった迅速発育菌の細胞壁にもGPLが存在する．

　Kitadaら[3]はGPL-coreを抗原として用いたMAC血清診断の検討を行い，肺MAC症患者ではIgG，IgA，IgMすべてにおいて抗GPL core抗体価が有意に上昇を認め，Receiver Operating Characteristic（ROC）解析によりIgA測定が最も感度特異度に優れていることを報告した．さらに，治療により排菌陰性化した症例においては治療前に比べ抗GPL core IgA抗体価が有意に低下したことを示した．

　またKitadaら[4]は肺MAC症症例の胸部CT所見において陰影が及んでいる肺区域の数を病巣の拡がりを示す変数としてカウントしたところ，その数は抗GPL core IgA抗体価と有意な正の相関を示しており（$r=0.565$, $p<0.001$），MACの病巣が広範囲にあるほど抗体価が高い傾向にあることが示された．また径が10 mm以上の結節をもつ症例は10 mm未満の症例より有意に抗GPL core IgA抗体価が高値であることが示された．

　これらのdataから抗GPL-core IgA抗体測定の臨床的有用性が示唆され，キットが作製された．

| 1. 被検血清添加 | 2. 酵素標識抗体液の添加 | 3. 発色液の添加 | 4. 発色 |

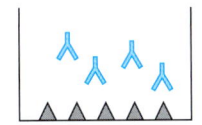

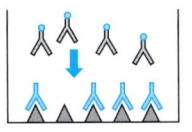

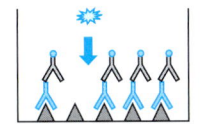

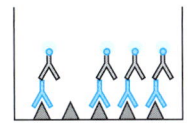

▲ GPL-core　　人 血清中抗 GPL-core IgA 抗体　　人 酵素標識抗体　　✤ 発色液

図1　MAC 特異的血清診断の測定原理
北田清悟：MAC 診断における血清診断法．倉嶋篤行，小川賢二（編）：肺 MAC 症診療 Up to Date．p133，南江堂，2013 より改変．

■ キャピリア®MAC 抗体 ELISA の測定原理と臨床的有用性

　わが国で開発され 2011 年保険収載された「キャピリア®MAC 抗体 ELISA」の検査方法と原理について添付文書をもとに解説する（図1）．GPL-core 抗原が固相化されたマイクロプレートのウェルに，希釈した血清検体を加えて，血清中に存在する特異抗体を反応させる．ウェルを洗浄したのち，パーオキシダーゼ標識抗ヒト IgA 抗体を加え，固相化 GPL-core 抗原に結合した血清中の IgA 特異抗体と免疫複合体を形成させる．ウェルの洗浄操作の後，発色液を加えて発色させ，反応停止液を添加して呈色反応を停止させる．反応停止後 450 nm の吸光度を測定し，標準抗体液の吸光度をもとに作成した検量線から，血清抗 GPL-core IgA 抗体濃度（U/mL）を求める．1 mL 程度の血清を用いて 3 時間前後で測定可能であり，極めて簡便といえる．同時再現性や日差再現性，直線性，血清中の妨害物質による安定性もすぐれているという．

　このキットの臨床的有用性を検討するために，Kitada らは国内 6 施設での多施設共同研究を行った[5]．肺 MAC 症患者（ATS の診断基準を満たす）70 例，MAC contamination（単回の培養陽性はあるが無症状で胸部 CT にて活動性抗酸菌感染症を示唆する有意な所見を認めない症例）18 例，肺結核 37 例，他の肺疾患 45 例（COPD15 例，間質性肺炎 11 例，肺癌 11 例，細菌性肺炎 4 例，サルコイドーシス 2 例，気管支拡張症 2 例），健常対照群 76 例を対象として，血清中の抗 GPL-core IgA 抗体価を測定した．

　図2に示すごとく，肺 MAC 症患者において有意に抗 GPL-core IgA 抗体価が高値であり，MAC contamination，肺結核，他の肺疾患，健常対照群ではいずれも低値であった．ROC 解析によればカットオフ値は 0.3〜0.5 U/mL がよいと考えられたが，特異度を重視してキットとしてのカットオフ値は 0.7 U/mL に設定された（図3）．この場合肺 MAC 症の診断精度は感度 84.3%，特異度 100% であった．*M. avium* と *M. intracellulare* の菌種による抗体価の差はみられなかった．これらの結果より，抗 GPL-core IgA 抗体価の測定は肺 MAC 症の診断に有用であり，肺結核や他の肺疾患との鑑別，環境由来 MAC 菌の contamination との鑑別にも有用と考えられた．

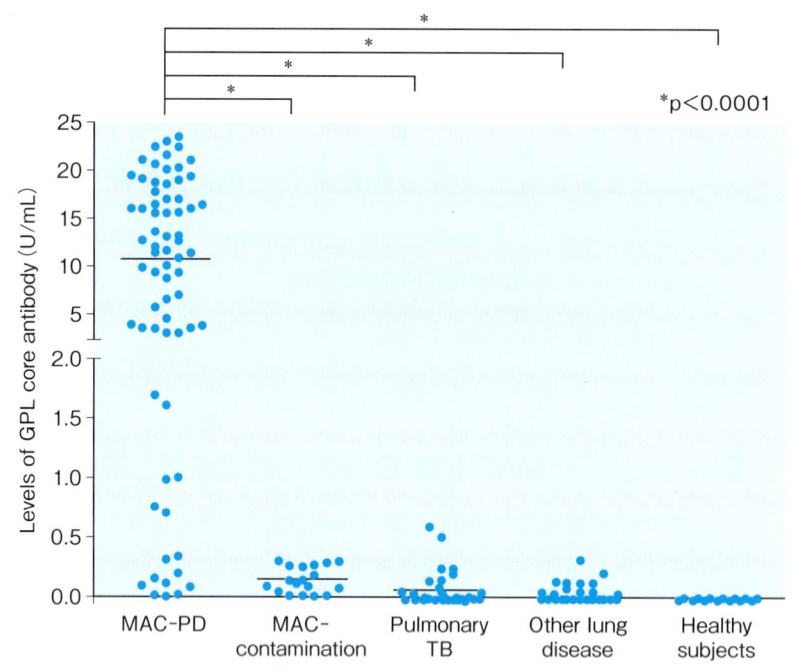

図2 国内多施設共同研究[5]の各疾患群における抗GPL-core IgA抗体価の分布

Kitada S, Kobayashi K, Ichiyama S, et al：Serodiagnosis of *Mycobacterium avium*-Complex pulmonary disease using an enzyme immunoassay kit. Am J Respir Crit Care Med 177 (7)：793-797, 2008

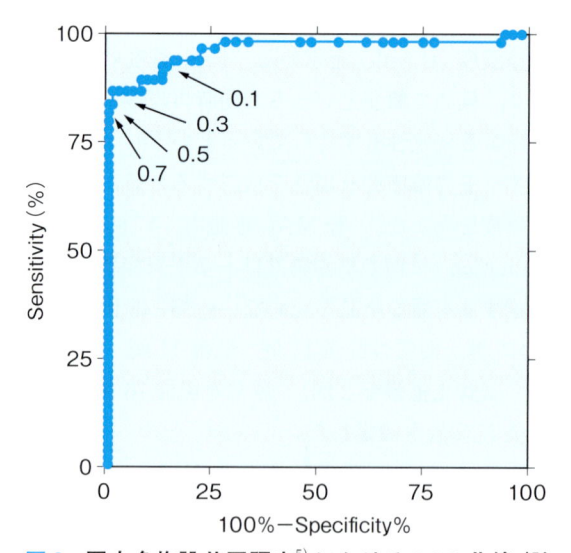

図3 国内多施設共同研究[5]におけるROC曲線（肺MAC症群 vs その他の群）とカットオフ値
横軸に偽陽性率（100％－特異度），縦軸に感度を示す

Kitada S, Kobayashi K, Ichiyama S, et al：Serodiagnosis of *Mycobacterium avium*-Complex Pulmonary Disease Using an Enzyme Immunoassay Kit. Am J Respir Crit Care Med 177 (7)：793-797, 2008

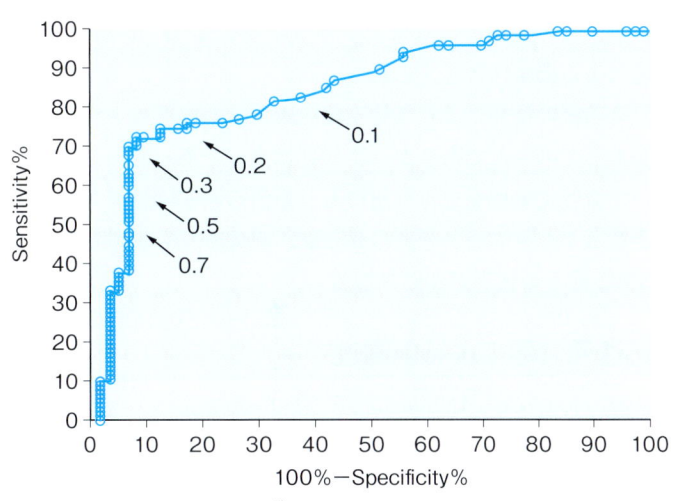

図4 米国で行われた研究[8]のROC曲線（肺MAC症群 vs その他の群）とカットオフ値
横軸に偽陽性率（100％－特異度），縦軸に感度を示す

Kitada S, Levin A, Hiserote M, et al：Serodiagnosis of *Mycobacterium avium* complex pulmonary disease in the USA. Eur Respir J 42(2)：454-460, 2013

　Kobashi ら[6]が行ったわが国における検討でも，血清診断の感度77％，特異度99％と同様の結果が再現されており，Jeong[7]らが韓国で行った検討でも感度85％，特異度100％と同様の結果が得られている．

　一方Kitadaら[8]が米国で行った検討ではカットオフ値を0.7 U/mLに設定すると特異度は93.9％と良好だったが感度が51.7％と低値であった．この研究では治療中の肺MAC症患者を対象から除外したために安定した軽症の患者に偏ったきらいがあり，感度低下の原因となった可能性が考えられたが，人種や地域による違いが原因である可能性も否定できないとされた．ROC解析からこの研究における最も良好なカットオフ値は0.3 U/mLとなり，感度70.1％，特異度93.9％となった（図4）．

3 MAC血清診断における臨床的諸問題

早期診断への応用

　Kitadaら[9]は画像所見から肺MAC症を疑われ，喀痰抗酸菌塗抹検査および核酸増幅検査にて診断がつかずに気管支鏡検査が行われた56例を対象に，抗GPL-core IgA抗体の検討を行った．56症例のうち28例（50％）において気管支洗浄液からMAC培養陽性となり肺MAC症と診断された．抗GPL-core IgA抗体はカットオフ値0.7 U/mLとすると肺MAC症と診断された28例中22例で陽性となり，陽性率78.6％であった．気管支洗浄液からMACが検出されなかった残りの28症例のうち27症例では血清抗体陰性で1例のみ抗体陽性例が認められ

たが，この症例では気管支洗浄液培養にて *M. fortuitum* が検出され，迅速発育菌による偽陽性と考えられた．

その後の検討により気管支鏡診断例での感度はもう少し低い（50～60％）可能性があるとのことであるが，特異度は良好であった．このことから，肺 MAC 症疑いで気管支鏡検査を行う前にもし血清診断が陽性であれば，肺 MAC 症である可能性はかなり高いと考えられるが，画像所見も類似している迅速発育菌による肺 NTM 症との鑑別が問題になる．

≡ 迅速発育菌による偽陽性

M. abscessus，*M. chelonae*，*M. fortuitum* といった迅速発育菌の細胞壁にも GPL が存在する．特に肺 *M. abscessus* 症は MAC，*M. kansasii* 以外のいわゆる稀少菌種のなかで頻度が高く，画像所見は結節気管支拡張型の肺 MAC 症と類似していながら，肺 NTM 症のなかで最も治療が困難な菌種であり肺 MAC 症とは治療法が異なることから鑑別が重要となる．

肺 *M. abscessus* 症の頻度が NTM 症全体の約 30％と日本よりも多い韓国の研究によれば，*M. abscessus* 症 40 例のうち 28 例（70％）で抗 GPL-core IgA 抗体が陽性となり，肺 MAC 症と *M. abscessus* 症の鑑別には役立たないと報告されている[7]．

このように一般には特異度にすぐれた検査であるが，迅速発育菌による交叉反応で偽陽性を示す可能性があることに留意しなければならない．

≡ AIDS 患者における MAC 症

AIDS 患者に合併する MAC 感染症における血清診断については，少数例の検討であるが抗体価低下によりほとんど陽性にならないと報告されており，診断にもモニタリングにも有用性は乏しいと考えられる．一般に宿主の免疫応答が低下している場合には偽陰性となる可能性を考慮しなければならない．

≡ RA 患者における肺 MAC 症診断に対する血清診断の有用性

RA 患者は多彩な肺病変を呈することが知られているが，特に気道病変として細気管支炎と気管支拡張症を合併することがあり，画像的に肺 MAC 症と極めて類似する場合がある．

肺 MAC 症の診断をせずに免疫抑制治療が行われると肺 MAC 症の増悪が危惧される．また日本リウマチ学会による「関節リウマチに対する TNF 阻害療法施行ガイドライン（2010 年改訂版）」において，MAC に対して有効な抗菌薬がないため MAC 感染患者には生物学的製剤は原則投与禁忌とされている．したがって RA の気道病変と肺 MAC 症の鑑別は RA の治療方針を決めるうえでも重要である．

RA 患者における肺 MAC 症の早期診断のために血清診断が注目されている．Watanabe ら[10]は RA 患者 63 症例を，ATS 診断基準を満たす肺 MAC 症合併群 14 症例，MAC 以外の NTM 合併群 3 例，肺 MAC 症に類似した画像所見を呈す

るが喀痰からMACが検出されない群16例，および胸部CTで異常所見をみとめないcontrol群30例に分類し，血清抗GPL-core IgA抗体価を比較した．その結果，肺MAC症合併群は有意に抗体価上昇を認め，カットオフ値0.7 U/mLとすると，感度43％，特異度100％であった．感度がかなり低下していたのはやはり宿主の免疫抑制が原因と考えられる．実際肺MAC症合併群のうち7例（50％）にメトトレキセートとプレドニゾロンが使用されており，2例ではTNF-α阻害薬が使用されていた．

本検査で肺MAC症を否定することはできないが，RA患者において簡便にスクリーニングが可能で特異度が高いMACの血清診断の併用は臨床的意義があると考えられる．

■ 病勢との関連

画像所見からはCT所見の拡がりと抗体価に有意な正の相関があることが示されている[4,5]．また喀痰抗酸菌塗抹陰性の症例より塗抹陽性の症例のほうが抗体価が高く，空洞を有する症例は空洞をもたない症例に比べて抗体価が高い．このようなことから病勢を反映するマーカーとしての意義も期待される．

治療が有効な症例では抗体価が低下することも示されているが，抗体価の測定が治療効果判定や治療終了時期の決定に新たな意味を加えるとは現時点ではいえず，今後の検討課題である．

4 MACの潜在性感染はあるのか？

結核においては感染しているが発症しない，いわゆる潜在性結核感染（Latent TB Infection：LTBI）と呼ばれる状態があることは広く認識されている．

ツベルクリン反応と同様に，NTMから作製した抗原を用いて皮内反応をみる研究も行われている[11]．しかしMACについては感染・発病の病態生理が解明されておらず，常に環境中に常在し曝露を受けていることから，その解釈には注意を要する．つまり環境からの繰り返す曝露により感染が成立しなくても宿主の免疫応答が亢進する可能性が否定できないからである．

MACの血清診断がこのような潜在性感染，あるいは環境からの高頻度の曝露を受けている場合にどうなるかは不明である．Kitadaらの米国での抗GPL-core IgA抗体価の検討では健常人対照群52例中3例（5.8％）において抗体価高値を示した．そのうち2例は日常的にhot tubや室内プールを使用しガーデニングを行い水や土壌への接触の機会が多かったため，MACへの高頻度の曝露が抗体価の上昇に関連する可能性が示唆されている[8]．

このようなMACの濃厚な曝露が本当に抗体価上昇を起こすのかはまだ不明であり，今後の検討課題である．

5 MACの血清診断の使用法のまとめ

　抗GPL-core IgA抗体検査は保険診療で迅速，簡便に行える血液検査であり，優れた特異度をもち，陽性であれば肺MAC症の可能性を強く疑わせる所見となる．ただし迅速発育菌によるNTM症において偽陽性となるため，診断には菌の同定検査も重要となる．血清診断が最も有用な場面は，肺MAC症を疑う画像所見があり，喀痰から1回のみMACが培養されているような症例であろう．このような細菌学的基準を満たさず確定診断されない症例で抗体価も陽性と確認されれば肺MAC症である確率が高くなる．将来的にはこのような例は確定診断としてもいいかもしれない．

　また無症状で喀痰検査ができないような胸部異常影の症例においても抗体価陽性ならば気管支鏡検査を行う，あるいは経過観察していく動機づけになりうる．自己中断することのないように説明する根拠にすることができるだろう．

　限界としては，特に排菌していない症例では感度はそれほど高くないため本検査が陰性でも肺MAC症は否定できないこと，宿主の免疫応答が低下している場合に偽陰性があること，迅速発育菌感染での交叉反応による偽陽性があることを念頭におく必要がある．

　最後にキャピリア®MAC抗体ELISAのカットオフ値は0.7 U/mLであるが特異度を重視したものであり，健常人ではほとんど0.3未満のことが多い．米国での検討では0.3 U/mLをカットオフ値としたときが最も成績がよかったと報告されており[8]，0.3以上0.7未満の場合は陰性ではあるものの少し高目と考えたほうがよいかもしれない．

文献

1) Griffith DE, Aksamit T, Brown-Elliott BA, et al：An Official ATS/IDSA Statement：Diagnosis, Treatment, and Prevention of Nontuberculous Mycobacterial Diseases. Am J Respir Crit Care Med 175(4)：367-416, 2007
2) 日本結核病学会非結核性抗酸菌症対策委員会：肺非結核性抗酸菌症診断に関する指針—2008年．結核 83(7)：525-526, 2008
3) Kitada S, Maekura R, Toyoshima N, et al：Use of glycopeptidolipid core antigen for serodiagnosis of *mycobacterium avium* complex pulmonary disease in immunocompetent patients. Clin Diagn Lab Immunol 12(1)：44-51, 2005
4) Kitada S, Nishiuchi Y, Hiraga T, et al：Serological test and chest computed tomography findings in patients with *Mycobacterium avium* complex lung disease. Eur Respir J 29(6)：1217-1223, 2007
5) Kitada S, Kobayashi K, Ichiyama S, et al：Serodiagnosis of *Mycobacterium avium*-complex pulmonary disease using an enzyme immunoassay kit. Am J Respir Crit Care Med 177(7)：793-797, 2008
6) Kobashi Y, Mouri K, Obase Y, et al：Serological assay by use of glycopeptidolipid core antigen for *Mycobacterium avium* complex. Scand J Infect Dis 45(4)：241-249, 2013
7) Jeong BH, Kim SY, Jeon K, et al：Serodiagnosis of *Mycobacterium avium* complex and *Mycobacterium abscessus* complex pulmonary disease by use of IgA an-

tibodies to glycopeptidolipid core antigen. J Clin Microbiol 51 (8) : 2747-2749, 2013
8) Kitada S, Levin A, Hiserote M, et al : Serodiagnosis of *Mycobacterium avium* complex pulmonary disease in the USA. Eur Respir J 42(2) : 454-460, 2013
9) Kitada S, Maekura R, Kobayashi K, et al : Serodiagnosis of Pulmonary Disease Due to *Mycobacterium avium* complex proven by bronchial wash culture. Chest 138(1) : 236-237, 2010
10) Watanabe M, Banno S, Sasaki K, et al : Serodiagnosis of *Mycobacterium avium*-complex pulmonary disease with an enzyme immunoassay kit that detects anti-glycopeptidolipid core antigen IgA antibodies in patients with rheumatoid arthritis. Mod Rheumatol 21(2) : 144-149, 2010
11) Khan K, Wang J, Marras TK : Nontuberculous Mycobacterial Sensitization in the United States. Am J Respir Crit Care Med 176(3) : 306-313, 2007

(中川　拓)

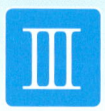

III NTM症の診断基準とその運用

　日本結核病学会と日本呼吸器学会は2008年4月新しい肺NTM症診断基準を合同で発表した[1]．
　これは国際的整合の必要性など歴史的経緯からくる要請があったにせよ，何よりも最大の理由はわが国での肺NTM症，特に肺MAC症例が増加の一途をたどり，広く市中病院，クリニックで無視できない疾患となり，非専門医でもわかりやすい適切な指針が早急に要請されている状況にあったからである．

1 新しい診断基準に至る経緯

　結核症診断はヒト検体から一度でも分離されれば診断確定であるが，NTM症の場合，NTMそのものが環境中に普遍的に存在するため，喀痰などの臨床検体中から分離されても直ちにその菌による感染症と診断することはできない．特に，さまざまな高感度菌要素検出技術が進歩すればするほどこの問題は大きくなる．
　わが国のNTM症診断基準は1985年に発表された国立療養所非定型抗酸菌症共同研究班の非定型抗酸菌症（肺感染症）の診断基準が，2003年まで長い間使用されてきた[2]．この診断基準は同時代の米国胸部学会（ATS）のNTM感染症診断基準より優れた面を持っているが，その後，HIV感染合併NTM感染症の扱い，気管支鏡採取検体の扱い，核酸増幅法による菌検出の扱い，結節・気管支拡張型NTM感染症や胸部CT画像所見などについての言及がなく，現代の医療実態に即応した改訂が求められてきた．

■ 米国胸部学会（ATS）のガイドライン

　ATSは独立したものとして1990年に初めてNTM症の公式ガイドラインを発表し[3]，その後1997年[4]，2007年[5]と合計2回の改訂を行っている．
　1990年版のNTM症診断基準は，空洞病変を重視し空洞病変があるなら2回以上の中等量以上の排菌を認めるものとし，非空洞性病変の場合は2週間の気道クリーニングや抗結核薬による治療により菌の消失を見ないものとしてcolonization例の混入を極度に警戒した内容になっており，これらは当時のAhn CHの見解[6]が強く反映されたものと考えられる．
　1997年ATS改訂版は，1990年以降にリファブチンやnew macrolidesなどの新たな薬剤の投与が可能になったこと，HRCTなどの画像診断の発達により中下肺野を主とした気管支拡張所見と小結節影の散布を特徴とする非空洞性の

NTM感染症の認識がクローズアップされたこと，このタイプの予後が必ずしも良好でないこと，これらの研究により真のcolonizationはおそらく極めてまれと考えられるようになったこと，などの理由により改訂の必要が生じたとした．1997年の診断基準は，対象が肺局所障害のある群，軽度の全身性免疫低下状態の群，HIV感染がありCD4リンパ球数200以下の群の3群に分けられ，各々につき臨床的基準，画像的基準，細菌学的基準が設定され，各群につきこの3つの基準を満たすことが要求されている．細菌学的基準は，塗抹と培養の組み合わせで判定することになっている．

1997年基準はこのようにかなり複雑な構成であるが，デファクトスタンダードとして国際的に多く使われるようになり，症例の国際比較や外国への発表などの際にわが国の診断基準との差が問題となり始め，2003年日本結核病学会非定型抗酸菌症対策委員会は「肺非結核性抗酸菌症診断に関する見解—2003年」を発表した[7]．これは主に国際的ハーモナイゼーションを考慮した1997年ATS診断基準との一致を求めたものであり，菌量の表示に日米間で若干の差がある点を考慮し修正したものである．

■ 診断基準の簡略化

その後2007年，米国ATSは米国感染症学会(IDSA)と合同で10年ぶりにNTM症公式ガイドラインを改訂発表した[5]．

2007年改訂の1997年版との最も大きな変化は診断基準の大幅な簡略化である．1997年版は，既述のように3列構成で，横には臨床症状，画像所見，細菌学的検査所見という3段構成，細菌学的基準は「1年以内に3回の培養陽性ないし塗抹陽性1回かつ培養陽性2回，気管支洗浄液の場合は培養陽性2+以上，または培養陽性で塗抹陽性2+以上」という複雑というより難解なものであり，さらにこの定量要件が3列で各々異なっていた．

2007年改訂では，臨床症状と画像所見は一体化され，細菌学的所見から定量要件は省かれ，単に異なった喀痰から2回以上の培養陽性となり，全体に大幅な簡略化がされた．やはり1997年版は過度に緻密複雑で臨床の場では使いにくかったという批判があったと推測される．

細菌学的基準から塗抹を含む定量要件を外すということは，NTMの場合（特に迅速発育菌などは），検体汚染防止のための前処理操作の強弱が結核菌より大きな影響を与えるので，より合理的な扱いである．また記載中にもあるが実際問題として多くの検査センターでの液体培地の普及で，培養菌量の多寡報告は不可ということが指摘されている．

少なくとも2回以上の異なった喀痰から培養陽性という基準については，同一基準を適用した場合185例中の98％が画像の進展を伴う肺NTM症であったとした，わが国の束村の業績[8]を準拠した研究として挙げている．

図1に日米の肺NTM症診断基準の変遷を示したが，2007年のATS/IDS基準の改定により，わが国の診断基準も日本結核病学会と日本呼吸器学会合同で

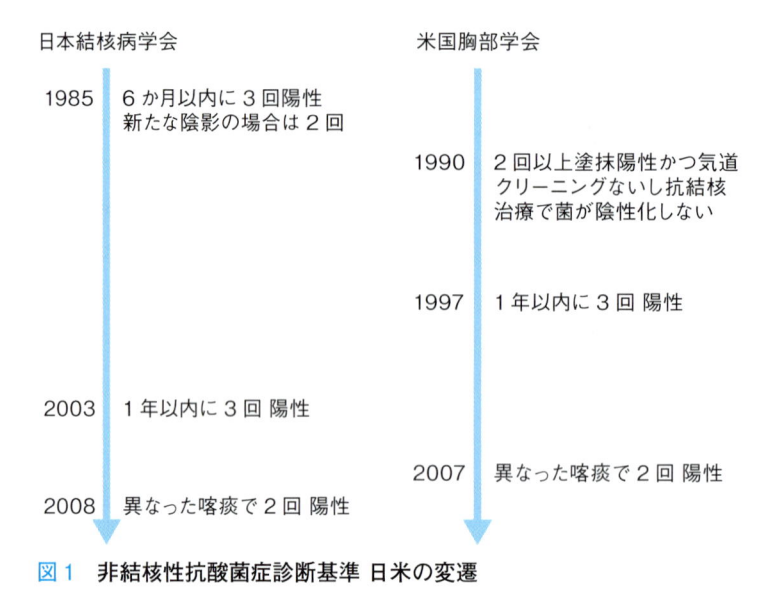

```
日本結核病学会                            米国胸部学会
1985    6か月以内に3回陽性
        新たな陰影の場合は2回
                                1990    2回以上塗抹陽性かつ気道
                                        クリーニングないし抗結核
                                        治療で菌が陰性化しない

                                1997    1年以内に3回 陽性

2003    1年以内に3回 陽性

                                2007    異なった喀痰で2回 陽性
2008    異なった喀痰で2回 陽性
```

図1　非結核性抗酸菌症診断基準 日米の変遷

2008年4月新たな診断指針として確定発表した[1]．

2　わが国の2008年診断基準の内容と特徴

　本指針は初めて日本結核病学会と日本呼吸器学会との共同基準として発表されその内容は表1のとおりで，2003年基準より大幅に簡潔になり，かつ2007—ATS/IDSA基準と一致する内容である．注記にて本指針記載を補足すべく，いくつかの項目が列挙されているが重要な点は以下のとおりである．

治療開始時期の問題

　従来は診断基準に「臨床症状あり」を含んでおり，かつ暗黙に診断基準合致の時点を治療開始時期と見なしてきた．

　今日CT検診や人間ドック診療で明らかになってきたが，臨床症状出現よりかなり前から画像所見と気管支鏡検査，核酸増幅法などの併用で肺NTM症の存在を確定可能であり「臨床症状あり」を条件にすると，いわば"肺NTM疑似症"的な状態が非常に増加するという状況が生まれてきた．したがって診断基準から「臨床症状あり」をなくし，かつ注記にて治療開始時期は診断基準合致とは別個の問題として今後の検討課題として提起した．米国の診断基準は「臨床症状あり」を含んでいるが，やはり治療開始時期は診断基準合致とは切り離して考慮するよう記載している．

　一般にあらゆる疾患で早期発見，早期治療が好結果をもたらすのは疑いない．しかし現実には人間ドックや健診で発見された自覚症状のないすべての対象に，現時点では根治的ではない多剤併用で長期間の化学療法を行うかどうかは難

表1 肺非結核性抗酸菌症の診断基準（日本結核病学会・日本呼吸器学会基準）

A 臨床的基準（以下の2項目を満たす）
 1. 胸部画像所見（HRCTを含む）で，結節性陰影，小結節性陰影や分枝状陰影の散布，均等性陰影，空洞性陰影，気管支または細気管支拡張所見のいずれか（複数可）を示す．
  但し，先行肺疾患による陰影が既にある場合は，この限りではない．
 2. 他の疾患を除外できる．
B 細菌学的基準（菌種の区別なく，以下のいずれか1項目を満たす）
 1. 2回以上の異なった喀痰検体での培養陽性．
 2. 1回以上の気管支洗浄液での培養陽性．
 3. 経気管支肺生検または肺生検組織の場合は，抗酸菌症に合致する組織学的所見と同時に組織，または気管支洗浄液，または喀痰での1回以上の培養陽性．
 4. 稀な菌種や環境から高頻度に分離される菌種の場合は，検体種類を問わず2回以上の培養陽性と菌種同定検査を原則とし，専門家の見解を必要とする．
以上のA, Bを満たす．

注記
1. 近年のわが国での健診や人間ドックでの状況下では，画像診断や核酸同定法などの進歩で，臨床症状出現前に診断可能になったという現状に則し，診断基準から「臨床症状あり」を外した．
2. 従来の診断基準では，暗黙に診断基準合致を治療開始時期と見なしてきたが，2007-ATS/IDSAと同様，診断基準と治療開始時期は分離する．
3. 治療開始時期についてはエビデンスの蓄積が不十分であるが，診断後観察のみの経過では外科治療を含む早期治療，準治癒状態への転帰を失う事例があることを注意すべきである．
4. 2007-ATS/IDSA基準でのHRCT所見は「散布性小結節を伴う多発性の気管支拡張所見」のみになっているが，早期診断や化学療法開始後の症例，孤立結節影などを考慮し，より広範囲な事象に適応しうる画像基準とした．
5. 感染症診断の原則から，典型例であっても画像所見のみでの診断は採用しない．
 また画像所見が酷似していても，非結核性抗酸菌症ではない場合があることに注意すべきである．
6. 喀痰の場合，2回以上の異なった検体での培養陽性としたのは1991年の束村の研究[3]に準拠するとともに，2007-ATS/IDSA基準との整合性を取るためである．
7. 塗抹，培養を含む菌量要件を廃止したのは，やはり2007-ATS/IDSA基準との整合性のためと，菌量そのものは非結核性抗酸菌の場合特に前処理による影響が大きいこと，液体培地の普及で培養菌量報告がないことを考慮したためである（本来，抗酸菌培養は1997-ATS勧告どおり，液体培地と固形培地を併用すべきであるが，臨床の実態に即してという条件付きの考慮）．
8. 検体直接核酸増幅法陽性は菌種同定に有用であるが，培養陽性の代わりにはならない．
9. 細菌学的基準の中に稀な菌種の場合の要件を記載したので，2007-ATS/IDSA基準と異なり細菌学的基準そのものは菌種の区別なく適用とした．
10. 気管支鏡検体は自動洗浄機汚染などの場合影響が大きいので，呼吸器内視鏡学会ガイドライン[4]に沿った気管支鏡消毒操作を遵守すべきである．
11. 気管支，あるいは病巣由来以外の検体については，基本的に通常無菌的な体腔液を用いるべきである．胃液は結核症診断では明らかに有用な検体であるが，消化管液に常在している可能性の高い非結核性抗酸菌症診断での有用性は確証されていない．当面最低限「2回以上の異なった検体での培養陽性」の条件を満たすべきである．
12. 菌種同定は，保険診療も考慮し2回とも同定検査施行を条件にはしないが，稀な菌種や環境から高頻度に分離される菌種の場合（*M. gordonae*，*M. chelonae* など）は2回以上の菌種同定検査を必要とする．

しい問題である．医学的には早期化学療法開始が望ましいとはいえ，医療的にはより柔軟な判断が必要であろう．

細菌学的基準の簡素化

　実際には生物体内の病巣でcolonizationと発病は区分不可能な連続した様態である．しかし診断基準では「異なった喀痰で2回培養陽性」の意味を，その個体の中で菌が増殖していると解釈し，既述の束村の業績に基づいてこれを統計学的に異常な事態と把握し，1回のみの検出とは異なっていると人為的に割り切っている訳である．

　また，NTMのなかには液体培地または固形培地各々でしか生育しない菌もあ

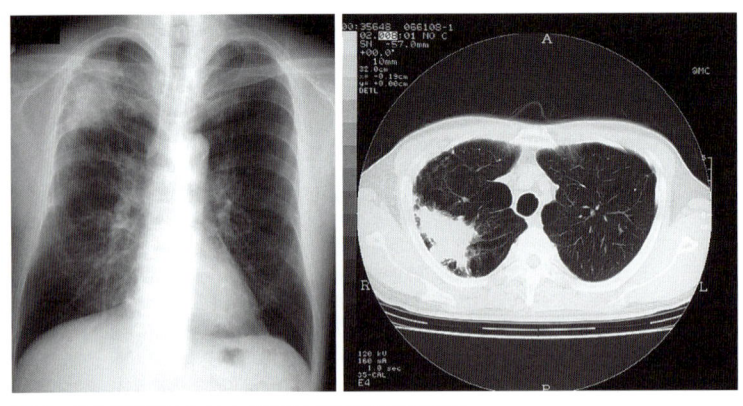

図2　肺気腫例に生じた非結核性抗酸菌症画像

るので抗酸菌培養は，本来は1997—ATS勧告どおり双方を併用すべきである．また菌量評価は分離培養時点で固形培地を使用または併用した場合のみ可能である．しかし抗酸菌培養での液体培地使用が急速に普及したわが国の現況で，分離培養を2種の培地で標準的に行う施設は例外的である．また抗酸菌培養においてNTMは結核菌以上に検体前処理過程の影響が大きく，各施設での前処理内容を一定にしないと詳細な菌量評価はあまり意味がないことになる．以上の理由と2007—ATS/IDSA基準との整合性を取る意味で細菌学的基準から定量要件を外した．同時にわが国の2003年基準に記載のあった塗抹陽性例と陰性例での異なった扱いも廃止した．

■ 菌種による差の撤廃

　従来のわが国の2003年基準ではMACおよび*Mycobacterium kansasii*以外の菌種での細菌学的基準は「原則3回以上の培養陽性」であり，*M. kansasii*は「2回以上の培養陽性」と，菌種による区別を行っていたが今回の2008年基準では，MACにおいても「原則2回以上の培養陽性」となった点を受け，すべての菌種において「原則2回以上の培養陽性」に統一簡略化した．専門医からみれば，*M. kansasii*は1回でもよいのではと言う意見もあったが，非専門医から見れば何故*M. kansasii*症のみを特別扱いするのかは了解困難であり，"すべての菌種において同一の扱い"という診断基準としての簡潔さを優先させたと言える．

■ 画像所見記載の問題

　HRCTによる画像所見で1997—ATS基準はany of theseとして "multiple small nodules. multifocal bronchiectasis with or without small lung nodules." の2項目の記載となっていたが，2007—ATS/IDSA基準は "multifocal bronchiectasis with multiple small nodules" の1行のみに変更されている．しかし早期発見例あるいは既治療例では各々一方の所見だけという場合がある．また明らかに結節性陰影，均等性陰影や空洞性陰影での発症例もあるので（図2），わが国の2008年基

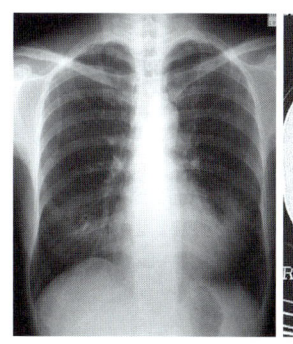

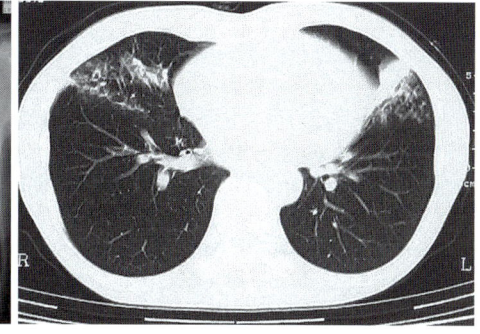

図3 非結核性抗酸菌症を疑われたが全く非結核性抗酸菌が検出されなかった中葉舌区症候群

準では画像所見を2007—ATS/IDSA基準より充実させた．また画像のみでは極めて本症に類似するが，どのような検索でもNTMが検出されない例もあるので(図3)，画像所見のみでの診断は採用しないとした．

3 今後の課題

大枠での問題点はないと考えられるが，いくつかの点で記載あるいは今後の検討が期待される問題が指摘できる．

1つは経皮肺穿刺検体の扱いで，明示的には記載がなく診断基準に適合できないとの指摘もあるが生検に準じた運用は可能と思われる．

2つ目は胃液検体の扱いである．結核症では胃液での陽性所見は十分に診断的価値が認められている．しかしNTMはかなりの程度消化管腔に常在しているとされ，同じように診断的価値を認めるのは不適切であるが，この件に関しては何らかの根拠に基づいた記載が期待される．

最後にやや大きな問題であるが，北田などにより導入された抗MAC GPL-core IgA抗体検査「キャピリアMAC®」の診断上における位置づけである[9]．感染症診断のゴールドスタンダードは生きた培養菌の確認という原則から言えば血清学的な検出は補助診断法の1つである．しかし臨床現場からは，喀痰が得られないような微小病変にすべて気管支鏡検査を行うべきなのか，補助診断法で同等の有用性を期待できないのかなどの疑問が生ずる．

これらの扱いは今後，多施設での十分な検証作業のうえに新たな見解を獲得する必要があると思われる．

以上わが国現今の肺NTM症診断基準は，幅広い多くの事象に耐え得る内容のものでありながら非専門臨床医でも容易に使用でき，かつ国際的な基準にも合致した，優れた，しかも国際的にも最も簡潔な診断基準と考えられる．

文献

1) 日本結核病学会非結核性抗酸菌症対策委員会，日本呼吸器学会感染症・結核学術部会：肺非結核性抗酸菌症診断に関する指針―2008 年．結核 83(7)：525-526，2008
2) 国立療養所非定型抗酸菌症共同研究班：非定型抗酸菌症（肺感染症）の診断基準．結核 60(1)：51，1985
3) American Thoracic Society：Diagnosis and treatment of disease caused by non-tuberculous mycobacteria. Am Rev Respir Dis 142(4)：940-953, 1990
4) American Thoracic Society：Diagnosis and treatment of disease caused by non-tuberculous mycobacteria. Am J Respir Crit Care Med 156(2)：S1-S25, 1997
5) Griffith DE, Aksamit T, Brown-Elliott BA, et al. on behalf of the ATS Mycobacterial diseases subcommittee：An official ATS/IDSA statement：Diagnosis, treatment, and prevention of nontuberculous mycobacterial diseases. Am J Respir Crit Care Med 175(4)：367-416, 2007
6) Ahn CH, McLarty JW, Ahn SS, et al：Diagnostic criteria for pulmonary disease caused by *Mycobacterium kansasii* and *Mycobacterium intracellulare*. Am Rev Respir Dis 125(8)：388-391, 1982
7) 日本結核病学会非定型抗酸菌症対策委員会：肺非結核性抗酸菌症診断に関する見解―2003 年．結核 78(8)：569-572，2003
8) Tsukamura M：Diagnosis of disease caused by *Mycobacterium avium* complex. Chest 99(3)：667-669, 1991
9) Kitada S, Kobayashi K, Nishiuchi Y, et al：Serodiagnosis of pulmonary disease due to *Mycobacterium avium* complex proven by bronchial wash culture. Chest 138(1)：236-237, 2010

〈倉島　篤行〉

第4章

肺非結核性抗酸菌症の治療

I 肺MAC症の治療

　肺MAC（*Mycobacterium avium* complex）症は肺非結核性抗酸菌症のおよそ80％を占め，特に日本において中高年女性を中心に急増している．本疾患は慢性に進行する感染症であり，治療法は抗菌薬による薬物療法が中心となるがいまだ決定的な治療薬は存在しない．また無治療でも進行が緩徐なこともあるため，症例によっては薬剤の副作用を考慮し治療を開始せずに経過観察する場合もある．本項では日本結核病学会非結核性抗酸菌症対策委員会と日本呼吸器学会感染症・結核学術部会が合同で作成した「肺非結核性抗酸菌症化学療法に関する見解―2012年改訂」を基に，肺MAC症の標準治療とその副作用などの注意点について解説する．また臨床の場ではよく併用薬として使用されているニューキノロン系抗菌薬の位置づけや使用法についても見解を述べる．さらに本疾患の治療にかかわる重大な問題点として，副作用の多い多剤併用療法をいつ開始するべきかという治療開始時期の問題，より効果的な治療成績を上げるための妥当な治療期間をどうするかという問題，現今の化学療法のみでは治療効果に限界があるため重症化を防ぎ予後を良好にするため外科治療をいかに併用するかの問題について，学会報告や文献的考察を加え解説する．

1 肺MAC症治療に関する学会の見解

　「結核．2012；87：83-86」の原文を引用し下記（囲み部分）に示す．

肺非結核性抗酸菌症化学療法に関する見解―2012年改訂

平成24年2月

日本結核病学会非結核性抗酸菌症対策委員会

日本呼吸器学会感染症・結核学術部会

1．本見解改訂に関する経緯

　2008年日本結核病学会非結核性抗酸菌症対策委員会と日本呼吸器学会感染症・結核学術部会（以下，本合同委員会）は，「肺非結核性抗酸菌症化学療法に関する見解―2008暫定」（以下，2008暫定見解）を発表した[1]．同年8月に，リファブチン（RBT）とクラリスロマイシン（CAM）がわが国において肺非結核菌抗酸菌症に対する保険適応の承認を受けたことを背景とするものである．1990年代以降アメリカ胸部学会（ATS）の公式ガイドライン[2,3]を筆頭に，CAM，リファンピシン（RFP）またはRBT，エタンブトール（EB），

3剤の内服を基本とし，重症例では初期2～3カ月アミノグリコシドの筋肉注射を加える化学療法レジメンが，肺 Mycobacterium avium complex（MAC）症の標準的な治療として世界的に用いられてきた．しかし，わが国においては2008年までに公式に認められた肺非結核性抗酸菌症治療薬がない状態が続き学会の公式見解として治療レジメンを発表できない状態であった．従って2008暫定見解はわが国の肺非結核性抗酸菌症の臨床において画期的な意味をもっていた．

しかし2008暫定見解発表当時，わが国ではRFP，EBは肺非結核性抗酸菌症に対する正式な保険適応がなく，投与量に関してあいまいな表現とせざるをえない事情があった．2011年5月，RFPとEBの保険適応が各方面の努力のおかげで正式に認められたため，2008暫定見解の改訂版として本見解を発表することとした．

2008暫定見解でも述べられているとおり，以下に述べる化学療法レジメンは肺非結核性抗酸菌症に対するクリニカルエビデンスに基づくものではなく，多剤併用抗HIV療法導入以前のHIV感染症末期に高頻度に合併する全身播種性MAC症を対象として行われた多くの無作為対照比較試験の結果を，肺非結核性抗酸菌症に応用したものである[4-6]．今後本見解に基づく化学療法の効果に関する臨床的な検討を行いクリニカルエビデンスの構築を図る必要がある．

2. 肺MAC症に対する標準化学療法

(1)使用薬剤，投与量，投与法

肺MAC症化学療法はRFP，EB，CAMの3薬剤による多剤併用が基本であり，必要に応じてストレプトマイシン（SM）またはカナマイシン（KM）の併用を行う．

肺MAC症の単剤による治療は効果が弱いうえに，特にCAM単剤投与では数カ月以内にCAM耐性菌が出現することが警告されているため[3]，決して行ってはならない．本合同委員会が推奨するわが国成人の標準的用量，用法を表1に掲示する．

(2)副作用

表1の化学療法において発生する一般的な副作用の詳細は個々の薬剤情報に譲る．また厚生労働省医薬食品安全対策課発行の重篤副作用対応マニュアルが同省ホームページから入手可能であるので，特に皮膚，肝臓，血液，感覚器（眼），感覚器（耳），の項を参照されたい[7]．上記併用療法時に多い副

表1 肺MAC症化学療法の用量と用法

RFP	10 mg/kg（600 mgまで）/日　分1
EB	15 mg/kg（750 mgまで）/日　分1
CAM	600～800 mg/日（15～20 mg/kg）分1または分2（800 mgは分2とする）
SMまたはKMの各々15 mg/kg以下（1,000 mgまで）を週2回または3回筋注	

作用として，まず味覚障害，胃腸障害がある．特に高齢者で見られるので，70歳以上の場合，1週間ごとに1薬剤ずつ追加するなどの方法を用い，内服3剤を一挙に開始することはできるだけ避ける．ついで投与数カ月以内に発生する白血球減少と血小板減少がある．多くの場合およそ白血球で$2,000/mm^3$，血小板で10万$/mm^3$以上で経過する．しかしそれ以下になる場合RFPなどの中止を考慮する必要がある．時に広範囲な皮疹が生ずる．これはEBまたはRFPに起因する場合が多く，減感作療法によりかなり対処可能である．RFPの減感作に関しては日本結核病学会治療委員会の提言を参考に行う[8]．EBの投与期間が結核よりも長期間となるため，視力障害の発生には充分注意する必要がある．RFP，EB，SM，KMの副作用対策については日本結核病学会編集「結核診療ガイドライン」[9]なども参考に適切に行う．肝障害や血液毒性は重篤化する危険性もあるため，特に化学療法開始初期には頻回な血液検査が必要である．

　RBTはMACに対する抗菌力はRFPよりやや強力とされるが，RFPが投与できない時またはRFPの効果が不十分な時に投与を考慮する．概ねRBT 300 mgがRFP 600 mgに相当すると考えられている[10]．RBT特有の副作用としてぶどう膜炎があげられる．ぶどう膜炎の症状は，充血，目の痛み，飛蚊症，霧視，視力の低下，物がゆがんで見える，視野の中心が見づらいなどであり，EBによる視神経の症状（視力障害，視野狭窄，視野欠損，色覚異常）とはほぼ区別可能とされている．多くの文献報告ではRBT投与開始2ないし5カ月で発症が見られている．RBTぶどう膜炎の発症機序はアレルギー性ではなく中毒性とされ，発症頻度は体重あたりの投与量に依存する[11]．発症した場合は薬剤の中止，ステロイド点眼薬などの投与により軽快する．軽症例のほとんどはRBT再投与が可能であるが，兆候または症状が再発した場合投与中止が必要とされている．RBTはCAMと併用した場合，血中濃度が1.5倍以上に上昇することが知られており[12]，これによるぶどう膜炎発症頻度も高くなる[13]．2000年の米国からの報告では，RBT 450 mgの単独投与の場合のぶどう膜炎発生が391例中1.8%に対し，RBT 450 mgとCAM 1,000 mgの併用の場合は389例中8.5%だったとしている[14]．従ってCAM併用時のRBT初期投与量は150 mg/日とし，6カ月以上の経過で副作用がない場合は300 mg/日まで増量を可とする．またこの2薬剤にEBを併用する場合は視力障害に関していっそうの注意が必要とされる．また好中球減少など他の副作用もCAM併用時は頻度が高いので注意を要する．

(3) 治療開始時期に関する考察

　治療開始時期は従来暗黙に診断基準合致が治療開始時期とされてきたが，日米双方とも診断基準合致は即治療開始ではないという立場を表明し，治療開始時期は別個に決める要件になった．一般論としては早期診断，早期治療がより望ましいと思われるが，副作用を考慮したうえで現行の化学療法をいつ

開始するのが妥当なのかは明確な根拠がいまだなく，臨床医の総合的な判断に依存する．以上の問題や外科適応も含め，治療全般に関して専門医へ一度相談しておくことが望まれる．

(4) 肺 MAC 症の病型

肺 MAC 症には画像所見から二つのタイプがあることが知られている[3]．一つは結核と同様に，肺尖や上肺野中心に空洞が多発する線維空洞型．もう一つは中葉・舌区を中心に気管支拡張と小結節が多発する結節・気管支拡張型である．線維空洞型は喫煙男性に多く，一方，結節・気管支拡張型は 50 代以降の非喫煙女性に多い．現在わが国で診断する肺 MAC 症の 90％以上は結節・気管支拡張型である．線維空洞型は結節・気管支拡張型と比べて予後の悪いことが多く[2,3,15]，診断後は速やかに最大限の化学療法を実施し，外科適応も積極的に考慮しなければならない．一方，結節・気管支拡張型の経過や予後は一律ではなく，大きな幅があるのが特徴である．

(5) 薬剤感受性検査

肺 MAC 症の治療効果を推測できる薬剤感受性検査は CAM を除き確立していない[3]．CAM のみが単剤ですべての肺 MAC 症に効果のある唯一の薬剤であるからである．その他の薬剤の場合，併用効果は期待できるが単剤での臨床効果は乏しいため，そもそも薬剤感受性検査を確立しにくい事情がある．CAM 耐性は初回治療例ではほとんど存在しないので，再治療例や化学療法後経過の悪い例のみ薬剤感受性検査を実施する．方法は ATS のガイドラインに準じ[3]，液体培地で最小発育阻止濃度(MIC)を求める．MIC が 4 μg/ml 以下を感受性，32 μg/ml 以上を耐性と判定し，8 μg/ml と 16 μg/ml は判定保留とする．CAM 耐性の場合，CAM は中止とする．判定保留の場合 CAM は使用継続とし，定期的に薬剤感受性検査を繰り返す．CAM 耐性は CAM の単剤使用もしくは CAM とフルオロキノロン (FQ) 剤の併用例に多いとされており[16]，このような治療はできるだけ避ける．CAM 耐性例の治療が難しいことはいうまでもなく，推奨できるレジメンも存在しない．経験的に RFP, EB, SM/KM，各種 FQ 剤などを併用しているのが実情である．FQ 剤の臨床的な有効性，FQ 剤のなかでの個別の薬剤の臨床効果などを今後検討していく必要がある．

(6) 投与期間に関する考察

薬剤投与期間について日米のガイドラインで記載されている「菌陰性化後約 1 年」はエビデンスではなく[1-3]，従ってそこで終了しても良いとする論拠は得られていない．英国胸部学会ガイドラインは薬剤投与期間を 2 年としており[17]，わが国の長期観察報告では ATS ガイドラインの指示期間以降も継続投与のほうが予後は良いとしており[18]，最適化学療法期間は今後の研究課題の一つである．

2 学会の見解に対する解説

肺MAC症の標準治療

　肺MAC症の標準治療はリファンピシン（RFP），エタンブトール（EB），クラリスロマイシン（CAM）の3剤併用療法を基本とし，必要に応じてストレプトマイシン（SM）あるいはカナマイシン（KM）の併用を行う．日本結核病学会非結核性抗酸菌症対策委員会と日本呼吸器学会感染症・結核学術部会が合同で発表した「肺非結核性抗酸菌症化学療法に関する見解―2012年改訂」[19]の標準治療レジメンは前記表1に示されている．この中で述べられているが，標準治療レジメンは肺MAC症治療に対するエビデンスに基づくものではなく，HIV感染症に合併した全身播種性MAC症を対象として行われた無作為化比較試験の結果から，肺MAC症に応用されたものである[4-6]．CAMは唯一単剤でも肺MAC症に有効な薬剤であるが，CAM高度耐性菌感染の場合予後不良であることが示されており，CAM単剤による治療は数か月以内にCAM耐性を誘導するため行ってはならないとされている[3,19]．2008年非結核性抗酸菌症に対するCAMの保険適用が認可され，1日800 mg投与が可能となったことからそれまでの400 mgや600 mg/日投与治療との比較試験[20,21]が行われ，高用量のほうが高い治療効果を示すことが報告された．また，薬剤相互作用の研究としてRFPを併用することによりCAMの血中濃度が低下することが報告されている[22]．CAMの血中濃度と治療効果との間に必ずしも相関はないが，CAM高度耐性菌の場合には治療効果が劣ることも示されており，RFPを併用している場合には特に十分量のCAMを使用することが重要であると考えられる．

　EB，RFPはCAMと組み合わせることによって効果を発揮するcompanion drugとして有効である．CAM単剤あるいはCAM＋ニューキノロン系抗菌薬の治療に比べてCAM＋EB＋RFPの3剤治療はCAM耐性化が起こりにくいことが示されている[16]．

　RFPの代わりにリファブチン（RBT）を使用することもできる．MACに対する抗菌力はRFPよりもやや強力とされるがRFPよりも副作用が強いため通常はRFPが第一選択となる．RFPと比較して薬物相互作用が少ないため抗HIV薬使用などでRFPを避けたい場合にRBT使用を考慮する．米国ではCAMの代わりにアジスロマイシン（AZM）を用いる場合があるが日本では保険上使用できない．一般にCAM耐性菌はAZMにも耐性であることが報告されている（交叉耐性をもつ）[3]．

　アミノグリコシドであるSM・KMはMACに対する有効性は高いが，注射剤であるため週2回程度の通院が必要となり患者負担が大きい．KobashiらはRFP＋EB＋CAMの3剤治療にSMとプラセボの注射を加える比較試験を行い，SM併用群において有意に排菌陰性化率が高いことを示した[23]．ただ，完治させるわけではないため，軽症例も含めて全例に使用するコンセンサスは得られていない．

重症例や外科治療併用例の手術前後など，できるだけ強い抗菌力を必要とする場合に用いることが重要である．

ニューキノロン系抗菌薬は本疾患の保険適用がなく，標準治療薬には含まれていないが，① 標準治療薬のいずれかが副作用で使用できない場合の代替薬 ② 標準治療薬だけでは効果が乏しいときの追加薬 ③ CAM 高度耐性菌に対する CAM の代替薬，として臨床現場では使用されている．2010 年の本学会総会において，多田納らはマウス MAC 感染症に対する抗菌活性の比較試験結果を発表している．それによると，MIC・MBC・MPC のすべてにおいて STFX＝MFLX＞GFLX＞LVFX，また治療効果も STFX＝MFLX＞GFLX＞LVFX であったと報告している．臨床研究はほとんどないが，Fujita ら[24]は肺 MAC 症治療の有効性比較試験として，CAM＋RFP＋EB（n＝14）vs GFLX＋RFP＋EB（n＝13）を行い，両群間で除菌率・症状の改善・画像の改善に有意差を認めなかったと報告している．この 2 つの研究から本疾患に使用するニューキノロン系抗菌薬は，現時点では STFX が妥当であろうと考えられる．

新薬の可能性として現時点で最も有力な候補は，ケトライド系抗菌薬のソリスロマイシンである．本薬は 2012 年に米国で市中肺炎に対する臨床第 II 相試験が終了し，安全性においては LVFX と同等以下であると発表されている．これより先の 2010 年の ICAAC において，ソリスロマイシンは *in vitro*, *in vivo* で MAC に対し優れた効果を示すことが Shoen らにより報告されている．その概略は，CAM 感受性菌の場合はほぼ同等の MIC と治療効果をもち，CAM 耐性菌の場合はソリスロマイシンのほうが MIC・治療効果ともに優れているとの内容であった．本薬は日本に導入され，現在は肺炎などに対する臨床第 I 相試験が行われている．今後 NTM 症に対する臨床試験をぜひ行いたい期待の新薬である．

肺 MAC 症治療の副作用

肺 MAC 症の薬物治療において副作用対策は非常に重要である．高齢者や栄養不良の患者も多く，標準治療の忍容性は決して高いとはいえない．「結核診療ガイドライン」[25]を参考に RBT を含めた副作用を表 2 に示す．

治療初期に注意しなければならないのはアレルギー反応であり，すべての薬剤が薬疹を起こす可能性がある．軽症であれば抗アレルギー薬内服やステロイド外用などを適宜併用して治療継続の努力をするが，全身に拡がる場合や粘膜疹や薬剤熱を伴う場合には直ちに中止すべきである．

副作用で多くみられる肝障害は RFP が原因の場合が多い．自覚症状を伴う場合，あるいは AST や ALT が基準値の 5 倍以上（おおむね 150 IU/L 以上）となるか総ビリルビンが 2 mg/mL 以上となった場合にはいったんすべての薬を中止する．

高齢者においては治療初期に胃腸障害がよくみられる．この際には 3 剤同時の投与開始を回避することや，薬剤の分割投与をするなどの工夫によってある程度防ぐことができる．

表2 肺MAC症治療薬の副作用

副作用	中止の目安と留意点	主な原因薬剤
発疹，紅皮症	軽度の場合には抗ヒスタミン剤などを使用し経過観察 全身に拡大する場合には早めに中止	すべての薬剤
肝障害	AST/ALTが正常上限の5倍以上（自覚症状あるときは3倍以上），あるいは総ビリルビン2mg/mL以上で中止	RFP
視神経障害	出現時直ちに中止，再投与不可	EB
ぶどう膜炎	中止，再投与不可	RBT
胃腸障害	症状が強いとき	RFP，CAM
発熱	一時中止し原因薬剤を特定する．解熱には中止後3～4日かかることが多い RFPの場合には減感作を行う	RFP，SM
血小板減少，溶血性貧血	血小板数5万未満，再投与不可	RFP
白血球減少	白血球2,000/mm^{3}未満	RFP
めまい，耳鳴り，腎機能障害	原則として中止	SM，KM
末梢神経障害	下肢の症状悪化がある場合は中止	EB
急性腎不全	中止，再投与不可	RFP
間質性肺炎	直ちに中止，再投与不可	RFP

(参考　日本結核病学会編「結核診療ガイドライン改訂第2版」[25])

　投与1～2か月程度で出現する白血球減少，血小板減少にも十分な注意が必要である．それでもおよそ白血球2,000/mm^3，血小板10万/mm^{3}以上で「下げ止まり」，横ばいで推移することが多い．しかしそれ以上に低下した場合はいったん薬剤を中止するほうがよい．特に1万/mm^{3}を切る高度な血小板減少がみられることもあり，定期的な血液検査は必須である．原因としてはRFPが最も考えやすい．

　肺MAC症治療では結核よりもEBの使用期間が長いため，EBによる視神経障害には特に注意を要する．1回投与量が多い場合や腎機能低下がある場合にリスクが高くなる．早期に薬剤を中止すれば自然に回復するが，中止時期が遅れると視力障害や視野狭窄を残すことが多い．視力・視野検査や眼科受診で定期的にモニタリングを行い，早期発見に努めることが重要である．

　EBはまれに脊髄横断性の神経障害を起こし両下肢のしびれをきたすことがある．患者の訴えに注意を払い不可逆的な後遺症を残す前に中止しなければならない．

　RBT特有の副作用としてぶどう膜炎がある．発症機序はアレルギー性ではなく中毒性とされ，体重あたりの投与量が多いほど発症しやすいとされる．RBTはCAMと併用するとRBTの血中濃度が1.5倍以上に高くなり，副作用の発症頻度も高くなる．そのため「肺非結核性抗酸菌症化学療法に関する見解―2012年改訂」[19]ではCAM併用時のRBT初期投与量は150mg/日とし，6か月以上の経過で副作用がない場合は300mg/日まで増量可とされている．副作用の観点か

らRBTの使用はRFPが使用できない場合に限定したほうがよいと考えられる．

薬物相互作用は重要で，RFPは肝代謝酵素チトクロムP450（CYP）3A4の誘導作用によりさまざまな薬剤の血中濃度を低下させる．逆にCAMはCYP3A4の阻害作用をもち，これらの薬剤の血中濃度を上昇させる．両者併用の場合は通常RFPの影響のほうが強いと考えられる．影響を受ける薬物は副腎皮質ステロイド，ワルファリン，アゾール系抗真菌薬，抗不整脈薬，抗てんかん薬，ジギタリス製剤，カルシウム拮抗薬，ベンゾジアゼピン製剤，経口糖尿病薬など多岐にわたる．肺MAC症に対する治療を開始する際には合併症に対する使用薬剤を調べ，薬物相互作用による副作用を回避しなければならない．

副作用が生じた場合，安易に肺MAC症治療自体を中断終了してしまうケースがよくみられる．しかしながらアレルギーであれば減感作療法で再開できる場合も多く，さらに原因薬剤がわかればそれ以外の薬剤は使用可能となる．代替薬としてニューキノロン系薬などの併用も考慮して治療再開継続することが重症化の防止につながると考えられる．

治療開始時期の問題

「肺非結核性抗酸菌症化学療法に関する見解—2012年改訂」[19]における治療開始時期の考察として「一般論としては早期診断，早期治療がより望ましいと思われるが，副作用を考慮したうえでの現行化学療法をいつ開始するのが妥当なのかは明確な根拠がいまだなく，臨床医の総合判断に依存する．」と述べられており，治療開始時期に関する具体的な考え方は示されていない．そこで，2010年の本総会シンポジウムで行われたPro & Con「非結核性抗酸菌症は治療すべきか」を取り上げ，現時点における治療開始時期の見解に関する具体的な内容を考えてみた．

Pro & Conでの議論
A. 診断後すぐに治療すべき症例
　a. 空洞形成を伴う線維空洞型症例
　b. 結節・気管支拡張型症例でも病変の範囲が一側肺の1/3を超える症例，気管支拡張病変が高度な症例，塗抹排菌量が多い症例，血痰・喀血症状を呈する症例
B. 診断後経過観察として良い症例
　a. 結節・気管支拡張型症例で，病変の範囲が一側肺の1/3以内で気管支拡張病変が軽度かつ自覚症状がほとんどなく喀痰塗抹が陰性の症例
　b. 75歳以上の高齢者
注意点：経過観察で10年ぐらい進行しない場合もあるが，1～2年で急速に悪化する症例もあり注意が必要．また高齢者でも病状の進行が速い場合には副作用に十分注意を払いながら治療を行う．

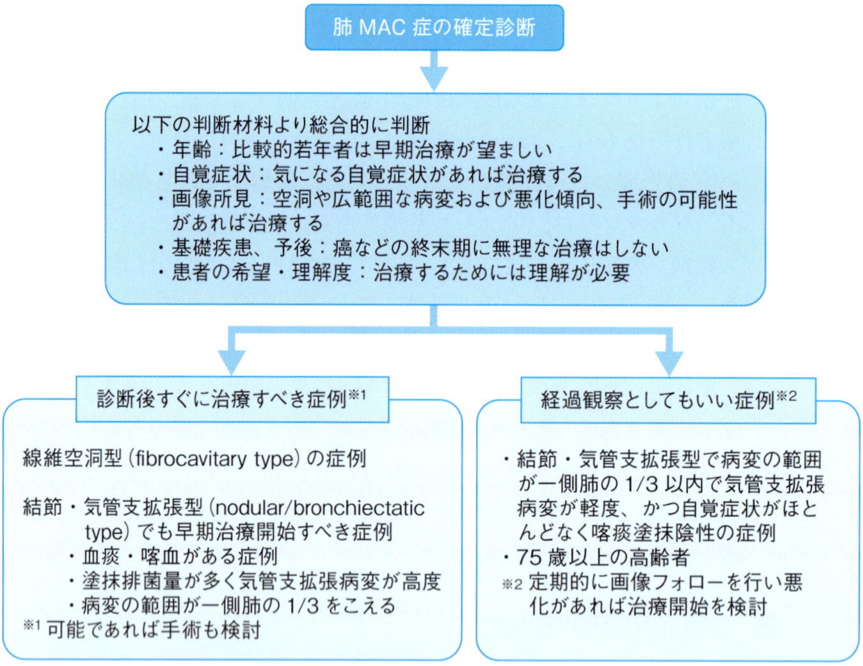

```
                    ┌─────────────────────┐
                    │  肺MAC症の確定診断  │
                    └──────────┬──────────┘
                               ↓
    ┌──────────────────────────────────────────────────────┐
    │ 以下の判断材料より総合的に判断                       │
    │  ・年齢：比較的若年者は早期治療が望ましい           │
    │  ・自覚症状：気になる自覚症状があれば治療する       │
    │  ・画像所見：空洞や広範囲な病変および悪化傾向、手術の可能性 │
    │    があれば治療する                                  │
    │  ・基礎疾患、予後：癌などの終末期に無理な治療はしない │
    │  ・患者の希望・理解度：治療するためには理解が必要   │
    └──────────────────────────────────────────────────────┘
```

図1 肺MAC症治療開始時期の考え方フローチャート

診断後すぐに治療すべき症例[※1]
- 線維空洞型（fibrocavitary type）の症例
- 結節・気管支拡張型（nodular/bronchiectatic type）でも早期治療開始すべき症例
  ・血痰・喀血がある症例
  ・塗抹排菌量が多く気管支拡張病変が高度
  ・病変の範囲が一側肺の1/3をこえる
  [※1] 可能であれば手術も検討

経過観察としてもいい症例[※2]
- 結節・気管支拡張型で病変の範囲が一側肺の1/3以内で気管支拡張病変が軽度、かつ自覚症状がほとんどなく喀痰塗抹陰性の症例
- 75歳以上の高齢者
[※2] 定期的に画像フォローを行い悪化があれば治療開始を検討

　以上の内容に一般性のある考え方を加え，図1に「肺MAC症治療開始時期の考え方フローチャート」を示す．

治療期間の問題

　「肺非結核性抗酸菌症化学療法に関する見解─2012年改訂」[19]における治療期間の考察として「薬剤投与期間については日米のガイドラインで記載されている"菌陰性化後約1年"はエビデンスではなく，したがってそこで終了してもよいとする論拠は得られていない．英国胸部学会ガイドラインは薬剤投与期間を2年としており，わが国の長期観察報告ではATSガイドラインの指示期間以降も継続投与のほうが予後はよいとしており，最適化学療法期間は今後の研究課題の1つである．」と述べられている．すなわち現在のガイドラインで示されている治療期間よりも長いほうがよいかもしれないという論調になっている．そこで，2011年本総会シンポジウム「MAC症の研究・臨床の最前線」において森本が発表した「肺 Mycobacterium avium complex 症における治療期間の妥当性─臨床データから見た妥当な期間とは─」と2012年本総会シンポジウム「増加するMAC症の制御を目指して」において小橋が発表した「肺MAC症治療の実際─アミノ配糖体，ニューキノロンを含む」を治療期間の観点から検討してみた．

❶ 治療期間の妥当性の研究

　研究の概略は，6か月以上の標準治療を終了後2年間以上の経過観察が可能であった100症例を対象とし，①菌陰性化後1年で終了した群，②菌陰性化後1年

を超えて終了している群，③それ以外の群，に分け first end point を治療終了時から2年間の再発率に設定し各種因子を単変量・多変量解析したものである．その結果，単変量解析による再排菌関連因子は，肺基礎疾患あり・BMI 低値・空洞あり・治療期間が短い・病変の範囲が広い，であり，多変量解析による再排菌関連因子は，空洞の有無と長期治療が再排菌に有意に影響，ということが示された．以上の結果から2つの重要な考察がなされている．1つは「非空洞症例では標準治療期間より短いと再排菌率の悪化が認められたが，標準治療期間群と長期治療期間群との間で再排菌率に有意差は認めなかった．」という点であり，もう一つは「有空洞症例では標準治療期間群に比べ長期治療期間群のほうが有意に再排菌率の改善が得られた．また，そのときの治療延長期間は平均9か月であった．」というものであった．すなわち，有空洞症例は現在ガイドラインで示されている治療期間よりも1年近く長いほうがよいという結論である．

❷ MAC 症治療の実際

研究の概略は，菌陰性化後1年間の治療という日米のガイドラインに沿った治療期間で菌陰性化が得られた症例のその後の臨床経過を，CAM 使用量が 400〜600 mg/日であった 103 症例（このうち菌陰性化は 62 症例）と 800 mg/日であった 40 症例（このうち菌陰性化は 33 症例）の2群に分けて再発状況を検討したものである．その結果，CAM 低用量群では標準治療終了症例の再発は 24/36（67％）で，再発までの期間は平均8か月間であった．これに対し平均6か月間治療延長した症例の再発は 9/26（35％）で，再発までの期間は平均 10 か月間であった．また，CAM 高用量群では，治療終了症例の再発は 8/17（47％）で，再発までの期間は平均 10 か月間であった．これに対し平均3か月間治療延長した症例の再発は 3/16（19％）で，再発までの期間は平均 12 か月間であった．以上の結果から標準治療期間で終了するのに比べ 3〜6 か月程度の治療延長により再発率の改善が得られたとしている．

上記2つの研究結果からは，現在のガイドライン治療期間よりも長期のほうが再発率を低下させる可能性が高いと考えられる．筆者の施設においても，標準化学療法治療期間終了後の再燃・再発が少なからずみられるため，治療経過により 6〜12 か月程度の治療延長を行うことがある．

外科治療併用の問題

現行の化学療法標準治療薬では病状コントロールの困難な症例も少なくない．特に空洞や高度気管支拡張を有する場合には，内科的治療だけでは不十分と考えられる．「肺非結核性抗酸菌症に対する外科治療の指針—2008」[26]によると，「外科治療の目的は病勢の進行抑制や遅延など病状コントロールであること，術前術後の化学療法は必須であり，散布源となる粗大病変のない術後こそ相対的に非力な現今の化学療法であっても効果発揮の最適時期である」と述べられている．筆者の施設においても，特に 60 歳未満の適応症例に対しては，積極的に外科治療を併用している．内科的治療だけでは改善が乏しく化学療法終了の目途が立たな

表3　肺MAC症の治療法

1. 薬剤の投与量と用法
   RFP　10 mg/kg(600 mgまで)/日　分1
   EB　　15 mg/kg(750 mgまで)/日　分1
   CAM　600～800 mg/日(15～20 mg/kg)　分1または分2(800 mgは分2とする)
   SMまたはKMの各々15 mg/kg以下(1,000 mgまで)を週2回または3回筋注
2. 治療法レジメン
   RFP(またはRBT)＋EB＋CAM(＋SMまたはKM)

注記1.
RFPが投与出来ないときまたは効果不十分と考えられるときにRBT投与を考慮する．ただし副作用としてぶどう膜炎があり，EBによる視神経障害と併せ十分な注意を必要とする．RFBの投与量は，CAM併用時の初期投与量は150 mg/日とし，6か月以上の経過で副作用のない場合は300 mg/日まで増量可とする．

注記2.
上記治療法にても改善が得られないとき，上記薬剤の中に副作用で使用できないものがあるとき，あるいは薬剤感受性試験にてCAM高度耐性(MIC＞32)でCAMの効果が期待できない時にSTFXを追加または代用薬として使用することもある(ただし保険非適用)．STFXの投与量は100～200 mg/日　分1または分2(200 mgは分2とする)．

注記3.
外科治療併用時には術前3～6か月の標準治療を先行させ，術後は切除肺組織培養で菌陰性であれば1年間以上，菌陽性であれば2年間以上化学療法を継続する．また，術前・術後の各3か月間計6か月間はSMもしくはKMの併用が推奨される．

かった症例においても，外科治療併用後の化学療法が効果的で病勢コントロールが良好となり，化学療法を終了することができ，さらに長期にわたって再発・再燃のみられない症例を少なからず経験している．通常術前化学療法を3～6か月行い，切除肺の組織培養で菌陰性であれば術後1年間，陽性であれば術後2年間の化学療法を施行している．なお，外科治療併用時は，SMもしくはKMを術前・術後の各3か月併用し，内科治療の効果を高めると同時に外科療法時における菌散布リスクの軽減に努めている．

内科治療および外科治療併用時の化学療法を「肺MAC症の治療法」として表3に示す．また，現時点での肺MAC症に対するベストな診療の考え方をまとめた．

・早期診断に努める．
・治療開始のタイミングを見誤らないため診断後は十分な経過観察を行う．
・治療を開始した場合には，副作用が生じたときでも原因薬剤の特定に努力し，使用可能な薬剤を2剤以上用いてできるだけ治療を継続する．
・空洞性病変や高度な気管支拡張性病変を有する症例は，常に外科治療併用の可能性を念頭に置き，手術可能な時期を失わないように気を付ける．
・切除不能な空洞や気管支拡張が多発している症例に対しては従来の標準的治療期間より1年以上延長し病状悪化の回避に努める．
・治療を終了した場合には必ず再発・再燃を念頭に置き，3～6か月おきの定期的な画像経過観察を行う．また，明らかな悪化を認めたときには速やかに治療を再開する．

以上のような点に気を付けて診療を行うことにより，病変の拡大を抑制し呼吸不全への進展や死亡を回避することが重要である．すなわち今われわれにできる

ことは患者の重症化を防ぎその間に決定的な新薬の開発に力を注ぐことであると考えられる.

文献

1) 日本結核病学会非結核性抗酸菌症対策委員会, 日本呼吸器学会感染症・結核学術部会：肺非結核性抗酸菌症化学療法に関する見解—2008 暫定. 結核 83(11)：731-733, 2008
2) American Thoracic Society：Diagnosis and treatment of disease caused by nontuberculous mycobacteria. Am J Respir Crit Care Med 156(2)：S1-S25, 1997
3) Griffith DE, Aksamit T, Brown-Elliott BA, et al. on behalf of the ATS Mycobacterial Diseases Subcommittee：An official ATS/IDSA statement：diagnosis, treatment, and prevention of nontuberculous mycobacterial diseases. Am J Respir Crit Care Med 175(4)：367-416, 2007
4) Dautzenberg B, Truffot C, Legris S, et al：Activity of clarithromycin against *Mycobacterium avium* infection in patients with the acquired immune deficiency syndrome. Am Rev Respir Dis 144：564-569, 1991
5) Chaisson RE, Benson CA, Dubé MP, et al：Clarithromycin therapy for bacteremic *Mycobacterium avium* complex disease. A randomized, double-blind, dose-ranging study in patients with AIDS. AIDS Clinical Trials Group Protocol 157 Study Team. Ann Intern Med 121(12)：905-911, 1994
6) Dubé MP, Sattler FR, Torriani FJ, et al：A randomized evaluation of ethambutol for prevention of relapse and drug resistance during treatment of *Mycobacterium avium* complex bacteremia with clarithromycin-based combination therapy. California Collaborative Treatment Group. J Infect Dis 176(7)：1225-1232, 1997
7) 厚生労働省医薬食品安全対策課：重篤副作用疾患別対応マニュアル (http://www.mhlw.go.jp/topics/2006/11/tp1122-1.html)
8) 日本結核病学会治療委員会：抗結核薬の減感作療法に関する提言. 結核 72(12)：697-700, 1997 (http://www.jstage.jst.go.jp/browse/kekkaku/72/0/_contents/-char/ja/)
9) 日本結核病学会(編)：結核診療ガイドライン. 南江堂, 2009
10) McGregor MM, Olliaro P, Wolmarans L, et al：Efficacy and safety of rifabutin in the treatment of patients with newly diagnosed pulmonary tuberculosis. Am J Respir Crit Care Med 154(5)：1462-1467, 1996
11) Shafran SD, Singer J, Zarowny DP, et al：Determination of rifabutin-associated uveitis in patients treated with rifabutin clarithromycin and ethambutol for *Mycobacterium avium* complex bacteremia：a multivariate analysis. Canadian HIV Trial Network Protocol 010 Study Group. J Infect Dis 177(1)：252-255, 1998
12) Hafner R, Bethel J, Power M, et al：Tolerance and pharmacokinetic interactions of rifabutin and clarithromycin in human immunodeficiency virus-infected volunteers. Antimicrob Agents Chemother 42(3)：631-639, 1998
13) Kelleher P, Helbert M, Sweeney J, et al：Uveitis associated with rifabutin and macrolide therapy for *Mycobacterium avium intracellulare* infection in AIDS patients. Genitourin Med 72(6)：419-421, 1996
14) Benson CA, Williams PL, Cohn DL, et al：Clarithromycin or rifabutin alone or in combination for primary prophylaxis of *Mycobacterium avium* complex disease in patients with AIDS：A randomized, double-blind, placebo-controlled trial. The AIDS Clinical Trials Group 196/Terry Beirn Community Programs for Clinical Research on AIDS 009 Protocol Team. J Infect Dis 181(4)：1289-1297, 2000
15) 原田 進, 原田泰子, 落合早苗, ほか：肺 MAC 症の死亡例の臨床的検討—5 年以上経過観察した生存例と対比して. 結核 77(11)：709-716, 2002

16) Griffith DE, Brown-Elliott BA, Langsjoen B, et al：Clinical and molecular analysis of macrolide resistance in *Mycobacterium avium* complex lung disease. Am J Respir Crit Care Med 174(8)：928-934, 2006
17) Subcommittee of the Joint Tuberculosis Committee of the British Thoracic Society：Management of opportunistic mycobacterial infections：Joint Tuberculosis Committee Guidelines 1999. Thorax 55(3)：210-218, 2000
18) Kobashi Y, Matsushima T：The microbiological and clinical effects of combined therapy according to guidelines on the treatment of pulmonary *Mycobacterium avium* complex disease in Japan-including a follow-up study. Respiration 74(3)：394-400, 2007
19) 日本結核病学会非結核性抗酸菌症対策委員会, ほか：肺非結核性抗酸菌症化学療法に関する見解―2012年改訂. 結核 87(2)：83-86, 2012
20) Hasegawa N, Nishimura T, Ohtani S, et al：Therapeutic effects of various initial combinations of chemotherapy including clarithromycin against *Mycobacterium avium* complex pulmonary disease. Chest 136(6)：1569-1575, 2009
21) Kobashi Y, Abe M, Mouri K, et al：Relationship between clinical efficacy for pulmonary MAC and drug-sensitivity test for isolated MAC in a recent 6-year period. J Infect Chemother 18(4)：436-443, 2010
22) 滝久司, 小川賢二, 中川拓, ほか：肺 *Mycobacterium avium* complex 症の治療に用いる rifampicin と clarithromycin が示す薬物相互作用の検討. 結核 82(8)：641-646, 2007
23) Kobashi Y, Matsushima T, Oka M, et al：A double-blind randomized study of aminoglycoside infusion with combined therapy for pulmonary *Mycobacterium avium* complex disease. Respiratory Medicine 101(1)：130-138, 2007
24) Fujita M, Kajiki A, Tao Y, et al：The clinical efficacy and safety of a fluoroquinolone-containing regimen for pulmonary MAC disease. J Infect Chemother 18(2)：146-151, 2011
25) 日本結核病学会(編)：結核診療ガイドライン, 改訂第2版. 南江堂, 2012
26) 日本結核病学会非結核性抗酸菌症対策委員会：肺非結核性抗酸菌症に対する外科治療の指針. 結核 83(7)：527-528, 2008

（小川　賢二）

II 肺カンサシ症の治療

　Mycobacterium（*M.*）*kansasii*（カンサシ）は米国カンザス州で発見された非結核性抗酸菌（NTM）で，旧来のRunyon分類では1群（光発色）菌となる．光を当てると小川培地上で鮮やかなレモンイエローに発色するからである（図1）．*M. kansasii*症のほとんどは，肺の慢性感染症である肺カンサシ症である．しかし骨関節や軟部組織感染症，またAIDSなどの高度の免疫不全に合併した全身感染症も報告されているのは一般のNTMと同様である．わが国では*M. avium* complex（MAC）の次に頻度が高いNTM症の原因菌である[1]．環境から検出されることが他のNTMと比べて少なく，MACと異なり土壌からはほとんど検出されない．MAC症と比べて化学療法の有効性が高いため，薬剤で治癒可能な唯一の肺NTM症といってよい．本項では肺カンサシ症の治療を中心に解説する．

1 肺カンサシ症の基礎知識

　一般にNTM症は地域格差が大きな疾患である．特に肺カンサシ症は国内的にも発生数に地域格差が大きいことが知られている．東京や大阪近郊で発生数が多い一方，中部地方では発生数が少ない．大阪府の中でも，近畿中央胸部疾患センター（以下，当施設）がある堺市は特に発生数が多い．水島工業地帯でも発生数が

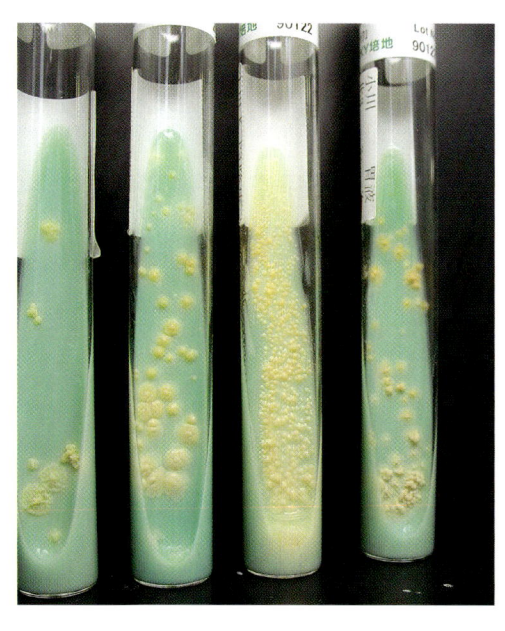

図1　小川培地上 *M. kansasii*
鮮やかなレモンイエローのコロニー

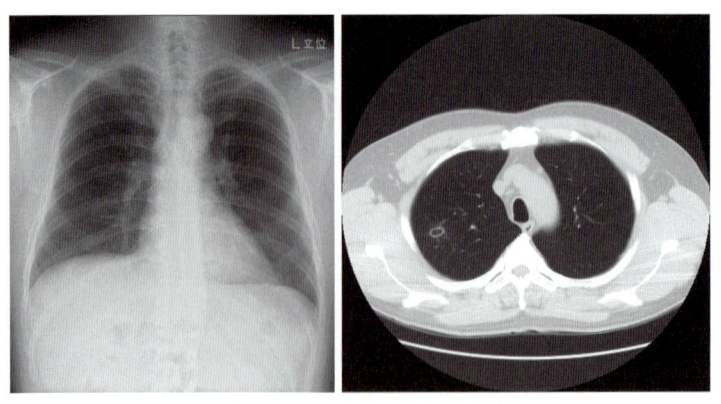

図2　肺カンサシ症の典型的な画像（40代喫煙男性）

多いとの報告もあり[2]，製鉄業との関連が示唆されている．旧チェコスロバキアの重工業労働者，南アフリカの金鉱山労働者で多いとの報告もある．

　現在までに発表されたNTM症原因菌割合の変化[3]，当院でのNTM原因菌種の推移，他地域医師の日常臨床の印象などから判断すると，肺カンサシ症の発生数はここ10年くらい大きな変化はしてないものと推測される．肺MAC症の急増に伴い，肺カンサシ症の相対的な地位は低下していると言ってよい．

　当施設のデータでは，肺カンサシ症患者は各年齢層に比較的幅広く分布しているが，結核と比べて年齢の中間値は50歳代と低い．男性の割合は70％以上で結核以上に高く，男性患者の割合に比例して喫煙率も高くなっている．しかし以前報告されていた喫煙男性が90％以上を占めるという程ではなく，女性例や非喫煙例も珍しくない．神宮らの報告でも肺カンサシ症38例中8例（21.1％）が女性例で，8例が非喫煙者である[4]．

　肺カンサシ症に比較的特徴的な画像所見は，肺尖から上肺野の薄壁空洞で，周辺病巣が比較的少ないというものであるが，肺結核との区別は基本的に困難である（図2）．一方，結節・気管支拡張型肺MAC症と類似の画像所見をとる例も経験する（図3）．神宮らの報告では，女性肺カンサシ症8例中5例の画像が結節・気管支拡張型であったという[4]．またGriffithらは全15例中5例で結節・気管支拡張型の画像を呈したと報告している[5]．

　当施設における肺カンサシ症190例の合併症と基礎疾患を概観してみよう[6]．消化性潰瘍が34例，陳旧性肺結核が25例，慢性肝障害が24例であり，糖尿病は16例（8.4％）であった．当施設での結核患者の糖尿病合併率が約20％であった点と比較すると，結核と比べ全身的な免疫低下状態よりも肺局所の感染防御力の低下が発病に重要な疾患と推測される．

　インターフェロンγ放出試験（IGRA）は結核菌特異的な感染診断法であり，現在わが国で急速に普及しているQFT検査とT-SPOT検査が該当する．結核菌には存在するがBCGには存在しない特異抗原（ESAT-6とCFP-10など）を用いるため，BCG接種に関係なく結核感染の有無を診断することができる．ESAT-

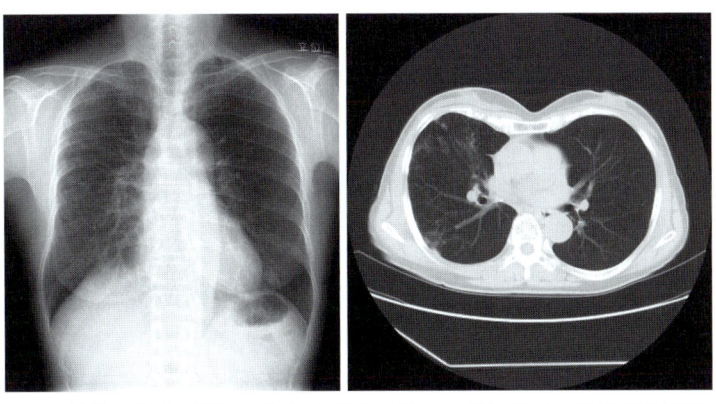

図3　結節気管支拡張型の画像を呈する肺カンサシ症（60代非喫煙女性）

6とCFP-10はM. kansasiiにも存在しているため，理論的にはカンサシ症でも結核と同程度に陽性になると推測された．しかし当施設のデータや既存の報告[7]をみると，肺カンサシ症患者の陽性率は50％程度で結核と比べて低い．

2　肺カンサシ症の治療

2008年までわが国では保険適用が認められた肺NTM症の薬剤が皆無という状態が続いたが，同年のクラリスロマイシン（CAM）とリファブチン（RBT）を嚆矢として，リファンピシン（RFP），エタンブトール（EB），ストレプトマイシン（SM）も含めた5薬剤が現在保険適用となっている．それに伴い日本結核病学会と日本呼吸器学会は合同で化学療法の見解2012改訂（改訂見解）を発表した[1]．肺カンサシ症の化学療法に関する部分を同見解から一部改変して全文を下記に引用しておく．なおイソニアジド（INH）は2014年現在でも肺NTM症の保険適用が認められていない．

　　肺カンサシ症は薬剤効果が最も高い肺非結核性抗酸菌症である．RFP，EB，INH，SMなどのアミノグリコシド，CAM，レボフロキサシンなどのFQ剤，ST合剤などは基本的に有効である[8]．しかしピラジナマイドとパスは効果が期待できない．結核菌用の薬剤感受性検査において，INHやSMはしばしば耐性と判定されるが，RFPが感受性であればRFPとの併用での臨床効果に問題はないとされる[8]．初期に結核として治療されることが多い事もあり，INH，RFP，EBによる多剤併用化学療法を排菌陰性化から1年間継続する事でほとんどの症例を治癒させる事が可能である．本合同委員会が推奨するわが国成人の標準的用量，用法を表2（原文どおり）に掲示する．
　　わが国でのRFP耐性肺カンサシ症の割合は1％未満と少なく，特に初回治療例ではほとんどない[6]．従って全例に薬剤感受性検査を実施する必要は

表2 肺カンサシ症化学療法の用量と用法

INH	5 mg/kg（300 mg まで）/日　分1
RFP	10 mg/kg（600 mg まで）/日　分1
EB	15 mg/kg（750 mg まで）/日　分1

結核よりも投与期間が長いのでこの投与量でも視力障害の発生に注意を要する

なく，再発例もしくは標準療法で治療効果の乏しい場合にのみ結核菌用の薬剤感受性検査を実施する．先述したように RFP の結果のみを参照し，RFP 耐性であった際は EB，SM，CAM，FQ 剤，ST 合剤などの多剤併用療法を菌陰性化から 1 年間実施する．RFP 耐性の場合，液体培地などで各薬剤に対する MIC を検討し使用薬剤を決定する事が望まれるので[8]，専門病院に相談しておく方が良い．

RFP や EB の副作用への対応は，先に述べた肺 MAC 症副作用の項を参考に行う．INH の主な副作用は，肝障害，神経障害，皮疹，過敏反応などである．糖尿病，アルコール中毒，栄養障害のある患者，また高齢者などでは神経障害防止のためビタミン B_6 製剤を当初から併用しておく．副作用への対応は，INH の薬剤情報，先述した厚生労働省ホームページ[9]や「結核診療ガイドライン」[10]も参照して適切に行う．

　肺カンサシ症の治療は他の NTM 症と比べて単純で，上に引用した治療見解に尽きると言っても過言ではない．本項では治療見解をやや噛み砕いた解説を付け加えておく．
　RFP 登場以前の肺カンサシ症は再発率が高く，化学療法で治癒可能とは言い難い状態であった[8]．したがって RFP 耐性の場合や副作用などで RFP が使用できない場合，現在でも 5 年以内に 10％程度の再発率を覚悟する必要がある．喀痰培養陰性化から 12 か月が米国胸部学会のガイドライン[8]や合同見解で推奨されている治療期間である．一方，総計 18 か月でも同様な治療効果があるとされる．喀痰培養陰性化に 1〜6 か月かかるので，総計で 13〜18 か月の治療となるからである．結核菌用の薬剤感受性検査を NTM に使用することが役に立たないことは専門家の常識である．液体培地で薬剤の最小発育阻止濃度（MIC）を測定する事が肺 MAC 症に対する CAM の臨床効果を推測する際に有用であるが，結核菌に対する薬剤感受性検査とは異なったものである点に注意しなければならない．しかし M. kansasii の RFP 感受性をみることは唯一の例外となっている[1,8]．結核菌の標準的な薬剤感受性検査である小川培地を使用した比率法を実施し，RFP の結果のみを利用する．同法では INH や SM はしばしば耐性と判定されるが，これは薬剤濃度の設定が不適切であるためであり，RFP に感受性があれば標準療法で治療効果に問題はない．当施設検出 567 M. kansasii 菌株中，RFP 耐性はわずか 4 株（0.71％）であり[6]，ルーチンに薬剤感受性検査を行う必要はなく，再発例や治療効果が乏しい例に限り薬剤感受性検査を行えばよい[1]．RFP 耐性菌の

場合，液体培地を用いた最小発育阻止濃度から治療薬を選択する必要があり[1,8]，専門施設に治療を依頼したほうがよい．EB，CAM，フルオロキノロン剤などに，重症例では初期2〜6か月間SMを加える多剤併用療法を排菌陰性化から1年間実施することが多い[8]．

当施設の肺カンサシ症治療レジメンの検討では，合同見解で推奨している標準療法が約54％，残りの46％をCAMやレボフロキサシン（LVFX）を含む処方が占めた[6]．どのレジメンもRFPを含んでいれば同様に有効で，平均30日前後で排菌陰性化している．GriffithらはCAM＋RFP＋EBの週3回間欠投与を排菌陰性化から1年間継続したところ，再発例がなかったと報告しており[5]，CAMは肺カンサシ症にも有効な薬剤と考えられる．当施設で標準療法以外のレジメンが多かった理由として，RFP耐性はわずかで，多くは副作用のためであった．検討可能であった190症例中69例（36.3％）に94エピソードの副作用が生じていた[6]．多いのは皮疹，発熱，肝機能障害，視力障害，消化器症状などで肺結核治療時と同様であった．

肺カンサシ症は結核よりも再発例が多い（当施設のデータでは約14％）．これは治療が最後まで完遂できない例が比較的多いためと推測される．ヒトからヒトへと感染せず，経過も緩慢であるため，結核と比べて主治医も治療に熱心になれない．もちろん結核と異なり行政機関の関与も全くなく，服薬支援も行われない．そのため薬剤副作用が出現した場合，治療中断してしまう例が多くなるし，患者が勝手に服薬をやめた場合もそのまま放置される例が目立つ．治療期間が結核と比べてかなり長いため，最後まで治療完遂することが再発防止に特に大切である．また副作用対策も結核以上に重要であり，特にEBの内服期間が長いため，定期的に眼科を受診させるなど視神経への副作用には最大限注意する．詳しくは合同見解や本書の他章も参照されたい．

文献

1) 日本結核病学会非結核性抗酸菌症対策委員会・日本呼吸器学会感染症・結核学術部会：肺非結核性抗酸菌症化学療法に関する見解―2012改訂．結核 87（2）：83-86，2012
2) Matsushima T：Geographical and chronological spread of pulmonary Mycobacterium kansasii infection in Okayama Japan. Japan J Infect Chemother 1（2）：112-126, 1995
3) 佐藤茂樹，倉島篤行，坂谷光則，ほか：肺非結核性抗酸菌症の診断と治療の進歩．呼吸 28（12）：1163-1170，2009
4) 神宮浩之，生島壮一郎，坂本徹，ほか：Mycobacterium kansasii症の女性例の検討．結核 83（2）：73-79，2008
5) Griffith DE, Brown Elliott BA, Wallace RJ Jr.：Thrice weekly clarithromycin-containing regimen for treatment of Mycobacterium kansasii lung disease：results of a preliminary study. Clin Infect Dis 37（9）：1178-1182, 2003
6) 鈴木克洋，吉田志緒美，露口一成，ほか：肺カンサシ症の治療．結核 81（1）：41-43，2006
7) Kobashi Y, Mouri K, Yagi Y, et al：Clinical evaluation of the QuantiFERON-TB

Gold test in patients with non-tuberculous mycobacterial disease. Int J Tuberc Lung Dis 13(11)：1422-1426, 2009
8) American Thoracic Society：An official ATS/IDSA statement：Diagnosis, treatment, and prevention of nontuberculous mycobacterial diseases. Am J Respir Crit Care Med 175(7)：367-416, 2007
9) 厚生労働省医薬食品安全対策課：重篤副作用疾患別対応マニュアル
   (http://www.mhlw.go.jp/topics/2006/11/tp1122-1.html)
10) 日本結核病学会(編)：結核診療ガイドライン　第2版. 南江堂, 2012

〔鈴木　克洋〕

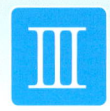

III その他の肺非結核性抗酸菌症の治療

　わが国の代表的な肺NTM症である肺MAC症，肺 *M. kansasii* 症の薬物療法については先に述べられたので本項ではそれ以外の肺NTM症の治療について述べる．
　これらはまれであるが，まず固形培地上での発育速度や色素産生性などの生化学的性質によりRunyon分類を行い（表1），固形培地上でのコロニー形成のスピードにより迅速発育菌（抗酸菌用の固形培地上で1週間以内にコロニー形成）と遅発育菌（抗酸菌用の固形培地上でコロニー形成に2週間以上要する）に大別する[1]．そして基本的に環境菌であることを念頭に診断基準と照会して感染症の可能性について判定することが重要である．治療の基本は固形培地上に形成されたコロニーを用いて感受性試験を行い，感受性を有する薬剤を複数併用する．毎年改訂されるサンフォードや2007年のATS/IDSAのstatementにもこれらの菌種による呼吸器感染症に関しては確定的な治療法は記載されておらず症例報告やケースシリーズを根拠とするものが多い[2,3]．本項ではNTMの薬剤感受性試験について触れ，次いでRunyon分類により発育速度により迅速発育菌と遅発育菌に分類して治療法を記す．
　NTMの感受性検査においては，何点かの注意を要する．現在わが国で実施されている薬剤感受性検査法（ブロスミック法®）は，2003年にClinical and Laboratory Standards Institute（CLSI）に発表された方法に準拠した7H9培地を用いる微量液体希釈法であるがMAC菌以外での使用は認められていなかった[4,5]．その後2011年にCLSIは基準を改訂し，2003年のCLSI 24-A 2005に代わりCLSI 27A-2011を発表した[6]．CLSI 24-A 2005は迅速発育菌には適用されなかったがCLSI 27A-2011は迅速発育菌にも適用される．本法ではブロスミック法とは異なり，陽イオンやpHが調整されたミューラー・ヒントン（Muller Hinton）培地が用いられる．しかし薬剤によってはCLSI 2005に準拠する方法よりも感受性と判定されやすいといわれており，両者の相関についても十分検討されていない．また，*M. kansasii* 症のRFP，肺MAC症のマクロライド，以外には肺NTM症における薬剤感受性の臨床的意義が明らかにされている薬剤はない[7,8]．現在わが国ではCLSI27A-2011に準拠した薬剤感受性試験は一般検査室での施行は難しいが，今のところ世界で唯一のNTMの薬剤感受性試験に関するガイドラインであり，わが国で利用可能な本法に準拠した薬剤感受性キットの開発が望まれる．このような現状よりわが国ではまずRunyon分類を行い，同系統に分類される菌種には同様の効果が期待できると想定し，同系統に分類され治療についての情報が蓄積されている菌種の治療法に準じて治療を開始し[8-10]，DDH法など遺伝子検査による正確な同定後，既存の報告に従い薬剤の変更を検討することが一般的である．

表1 主な抗酸菌の分離と人への病原性

群別分類		ヒトに対する病原性		
		一般的	まれ（国内で報告例あり）	まれ（国内報告例なし）#
結核菌群		M. tuberculosis M. bovis M. africanum	M. microti M. caprae M. canettii M. pinnipedii	
非結核性抗酸菌群	Runyon分離 I	M. kansasii M. marinum	M. simiae M. asiaticum	
	II	M. xenopi* M. ulcerans M. scrofulaceum	M. gordonae* M. szulgai* M. heckeshornense M. intermedium	M. bohemicum M. interjectum M. nebraskense M. palustre M. parascrofulaceum M. parmense M. shinshuense M. saskatchewanense
	III	M. avium M. intracellulare M. malmoense	M. branderi M. celatum M. genavense M. haemophilum M. nonchromogenicum M. shimoidei M. terrae M. triplex	M. avium subsp.paratuberculosis M. conspicuum M. heidelbergense M. lacus M. sherrisii
	IV	M. abscessus* M. massiliense* M. bolletii* M. fortuitum* M. chelonae*	M. fortuitum subsp.acetamidolyticum M. goodii M. mageritense M. thermoresistibile	M. boenickei M. brisbanense M. canariasense M. conceptionense M. elephantis M. houstonese M. immunogenum M. manitobense M. mucogenicum M. neoaurum M. neworleansense M. novocastrense M. parmense M. peregrinum M. porcinum M. senegalense M. smegmatis M. wolinskyi

倉島篤行：比較的稀な菌種による肺非結核性抗酸菌症の治療．結核86(12)：923-932, 2011 より引用
太字はわが国で感染症（呼吸器系，軟部組織などを含む全ての感染症）の原因菌として報告されたことのある抗酸菌
＊は呼吸器感染症の原因菌として本項で個別に記載したものを示す
＃はある特定の国，地域で稀ならず人に病原性を示すことが知られている抗酸菌
M. leprae は人工培地で培養不可能

1 迅速発育菌

固形培地で1週間以内にコロニー形成を認める NTM 菌群を指す．基本的には薬剤感受性を有する薬剤を複数用いて併用療法を行う[11]．

肺 M. abscessus 症

M. abscessus は Runyon 分類でIV群に分類される迅速発育菌群に属する．1992年までは M. chelonae subsp abscessus と命名され，独立した菌種ではなかった．しかしその後の解析により同菌は M. abscessus, M. massiliense, M. bolletii の3菌種に分類されるようになった．一時 M. bolletii と M. massiliense は同じ subspecies とすることが提案されたが，その後3菌種の臨床分離株の全ゲノム解析が進み，現在 M. abscessus, M. massiliense, M. bolletii を独立した亜種とすること

が正しいとされ，これらを併せて *M. abscessus* complex と呼ばれる[12]．これらは水，土壌中から検出され，一般的には外傷などに随伴する皮膚，軟部組織感染症が多いが，呼吸器感染症が次第に増加している．先行する器質的肺病変に続発するものも多いが，肺 MAC 症のように中高年女性に小結節・気管支拡張型病変を起こすものもある．

わが国では肺 *M. abscessus* 症は肺 NTM 症の約 3% とされるが，地域差があり，韓国では MAC 症に次いで 2 番目に頻度が高い[13]．わが国では肺 MAC 症，肺 *M. kansasii* 症に次いで 3 番目に多いとされる．本症に特徴的な画像所見はないものの，病初期から肺野に比較的広範に病変を認めることが指摘されている．また生物学的製剤使用に伴う致死的な肺感染症合併例[14]や，気道上皮細胞の Cl チャンネル異常による囊胞性線維症では同菌による肺感染症合併が予後に影響することも知られている[15]．

❶ *M. abscessus*（complex）症の治療

M. abscessus complex はリファンピシン（RFP）およびエタンブトール（EB）には自然耐性を有し 2007 年の ATS のガイドラインには，標準的な抗結核薬はすべて耐性で MAC 症と同様のレジメンは推奨されず，同症に比べさらに難治性とされている[3]．治療方法は確立していないが，欧米で使用される cefoxitin や clofamizine などはわが国では使用できないので，これらを含まないレジメンが用いられる．わが国ではマクロライド系薬と他に最低 1 剤，場合により 2 剤以上を併用し培養陰性化達成後 12 か月間治療継続することが，1 つの目安である[3]．一般的にはアミカシン（AMK）などのアミノグリコシド系とイミペネム（IPM/CS）などのカルバペネム系をクラリスロマイシン（CAM）600〜800 mg 内服またはアジスロマイシン（AZM）内服 250〜500 mg/日とともに 2〜4 か月間行い，点滴治療が終了後はモキシフロキサシン（MFLX）あるいはシタフロキシシン（STFX）などのキノロン系や経口ペネム系であるファロペネム（FRPM）内服の併用が行われている[10]．特にカルバペネム系やアミノグリコシド系などの非経口薬を用いた併用療法を治療開始数か月間実施することが重要である．治療期間は定まっておらずいったん排菌が停止した後の再排菌例も多く，できるだけ長期に継続することが望まれる．

症例報告およびケースシリーズが中心になるが，リネゾリドは約 50% が感受性を呈し，一般的に MRSA に対して使用される 1,200 mg/日 分 2 の投与ではなく半量の 600 mg/日で効果が期待されるが十分に検証されてない[7]．またチゲサイクリン，オキサゾリジン，グリシルサイクリン，ケトライド系の *M. abscessus* complex 症に対する有効性を示す *in vitro* や *in vivo* の検討や症例報告があるがエビデンスに乏しい[16-18]．一般的に *M. abscessus* complex の排菌陰性化達成率は 50〜70% と言われており，他項に譲るが，*M. abscessus* 症では，常に外科的切除の可能性を念頭に置き，患者の条件が整えば積極的に手術療法を考慮する．

❷ *M. abscessus* などの迅速発育菌のマクロライド耐性

MAC では CAM の耐性は CAM の標的である 23r-RNA の結合部位の一塩基変

異によりCAMが標的に結合できなくなるため誘導されるが，M. abscessus complexではその他にマクロライドによる誘導耐性が知られている[19]．M. abscessusやM. bolletiiはマクロライドの作用点である23r-RNAの標的塩基をメチル化しマクロライドの作用点への結合を抑制するerythromycin ribosomal methylase (erm) gene 41を保有し，それがマクロライドの使用により誘導されることが知られている．その結果当初はマクロライド感受性と判断された株の多くがマクロライド使用により誘導されたerm41の作用により耐性化する場合がある．一方全ゲノム解析にてM. massilienseはerm41を保有するが多くの場合欠損を有するためその発現がなく，マクロライドを使用しても耐性が誘導されず，感受性が保たれることが示されている[20]．したがって，M. abscessus complexは既存の報告で知られている以上に，深刻な治療抵抗性を保有していると考えるべきである．このようにマクロライドの誘導耐性の有無が亜種により異なる点が明らかになってきた．M. abscessus complex症に対してCAMを含む多剤併用療法を行いCAMの感受性を経時的に評価したKohらの報告によればM. abscessusではマクロライド使用により全例でerm遺伝子の発現が誘導されCAM耐性に至ったが，M. massiliense症では耐性化が認められなかった[21]．つまりM. abscessus complex症にCAMを使用した場合，M. abscessus, M. bolletiiでは高頻度にCAMに対する耐性が誘導されるがM. massilienseではそれが起こりにくいためM. massiliense症は比較的予後良好と報告されている．同じ迅発育菌でも以下に述べるM. fortuitumにはerm41によるCAM誘導耐性が報告されているが，M. chelonaeには認めないとされる[22]．

　M. abscessus complexの治療にあたっては亜種を個別に同定し，薬剤感受性試験を行い亜種ごとに治療を進める必要があるが，現在通常のラボではM. abscessus complexの亜種同定も，適切な薬剤感受性試験も不可能であり，現場ではDDH法に基づくM. abscessus complexに対して経験的な治療を行わざる得ない状況である．

肺 M. fortuitum 症

　本菌は土壌や水系に常在する迅速発育菌で，Runyon分類Ⅳ群に分離される．呼吸器感染症の他カテーテル，手術に伴う皮膚・軟部組織感染症も報告されている．MACとM. kansasii以外の肺NTM感染症の起炎菌としては15〜20%を占めるとされる．本症に特徴的な所見はないが，胃食道逆流や嘔吐を繰り返す例に合併しやすいとの報告がある[23]．

　本菌はモキシフロキサシン（MFLX），レボフロキサシン（LVFX），シプロフロキサシン（CPFX）などのニューキノロン系やアミカシン（AMK）などのアミノグリコシド系，イミペネム・シラスタチン（IPM・CS）はほぼ100%，クラリスロマイシン（CAM）には約80%の感受性を有すると言われており[3,4]通常はニューキノロンにマクロライドを含むレジメンを主とし，治療初期に数か月AMKやIPM・CSを含む治療を併用し培養陰性化後経口2剤による治療を1年間継続すること

が推奨されている．またミノサイクリン，ドキシサイクリンなどのテトラサイクリン系薬剤も感受性を示すものがある[4]．なお，M. fortuitum にも erm 遺伝子によるCAM誘導耐性が知られており留意する[22]．

肺 M. chelonae 症

M. chelonae が呼吸器系検体から検出された場合には，画像所見や培養結果と臨床像から起因菌か混入かについて判断する．治療にはマクロライド，イミペネムなどのカルバペネム系，アミノグリコシド系（トブラマイシン，アミカシンなど）併用にて導入治療を数か月間行い点滴薬を中止後はキノロンなどを追加して培養陰性化後1年前後継続が目安となるがレジメンや治療期間については定まっていない[23,24]．

2 遅発育菌

遅発育菌のうちすでに触れられたRunyon分類でⅠ群に分離される M. kansasii，Ⅲ群に分類されるMACを除く他の主な菌種について記す．

肺 M. szulgai 症

本菌はRunyon分類Ⅱ群に属し，至適発育温度が43～45℃である遅発育型抗酸菌である．本菌は環境に生息することは少なく，画像変化を伴い気道系検体から1回でも検出されれば起炎菌と考えやすい[25]．中高年男性，気腫性変化を伴う者，上部消化管疾患，喫煙歴・飲酒歴を認める者に多い．画像，症状は M. kansasii 症に類似し一般的には化学療法に良好な反応を示す．一般的にほとんどの抗結核薬，ニューキノロン，マクロライドに感性であり，RFP，EBに治療初期にストレプトマイシンを2～4か月併用し，さらにアミノグリコシド終了後ニューキノロンあるいはマクロライドを併用して菌陰性化後1年間の治療継続が適切と考えられる[3,4,10]．

肺 M. gordonae 症

本菌はRunyon分離でⅡ群に属する遅発育菌であり，至適発育温度が低いため環境中に高頻度で多数生息しており検出された場合にはまず混入の可能性を考えるとともに，繰り返し培養を試み，臨床経過より感染症の可能性について判断する[26]．基本的にイソニアジド（INH），RFP，CAM，EBによる併用療法が選択されるが治療反応性は十分ではない[3,4,10]．

肺 M. xenopi 症

本菌はRunyon分類ではⅢ群に属する遅発育菌である．わが国では遭遇する機会は少ないが，欧州やカナダではMACに次いで多い呼吸器感染症の原因菌である[27]．呼吸器系に基礎疾患を有する者の上肺野に空洞を伴って発症する例が多

い．治療レジメンは確立していないが，2007年のATSのガイドラインではCAM，EB，RFP併用を菌陰性化後約1年間継続するレジメンが推奨されている[3,4,27,28]．各国の報告例1,225例を集積したmeta-analysisによればINH，アミノグリコシドを含むレジメンよりマクロライド，キノロンを含むレジメンへの反応性がよいとされている．現状ではRFP＋EBに3剤目としてキノロンあるいはマクロライドを併用し排菌陰性化後1年間の継続が目安と思われる．治療反応性はMACには劣るため，外科的切除を検討する必要がある．ミューラー・ヒントン培地での発育は良好でないことがあり，薬剤感受性試験の開発も今後の課題である．

3 外科治療

耐性菌の検出の有無にかかわらず，非結核性抗酸菌症は薬剤反応性が乏しく根治が難しいことが多い．特に耐性菌が検出されている場合，予後不良因子となる．持続感染や肺内散布が予測される可逆性が乏しい気管支拡張，空洞などの病変については可能であれば外科的切除を検討する[29]．この場合，術後の化学療法で消失が期待できる小葉中心性粒状影は必ずしも切除対象として考慮しなくてもよい．しかし手術前後に化学療法の併用は必須である．術後に肺膿瘍などの合併症を伴う症例もあり良性疾患にもかかわらず重篤な後遺症や不良な転機をとることもあるため，抗酸菌症など炎症性疾患の手術経験の豊富な施設に相談することを勧める．

文献

1) Runyon EH：Anonymous mycobacteria in pulmonary disease. Med Clin North Am 43(1)：273-290, 1959
2) Gilbert DN, Chambers HF, Eliopoulos GM, et al (eds)：The Sanford guide to antimicrobial therapy 2014. 44thEd. Antimicrobial Inc. VA, 2014
3) Griffith DE, Aksamit T, Brown-Elliott BA, et al：An official ATS/IDSA statement：diagnosis, treatment, and prevention of nontuberculous mycobacterial diseases. Am J Respir Crit Care Med 175(4)：367-416, 2007
4) Clinical and Laboratory Standard Institute. Susceptibility testing of mycobacteria, nocardiae, and other aerobic actinomycetes：Approved standards, NCCLS 2003 document vol.26 No23 M24-A
5) 山根誠久，翁長小百合，斉藤宏，ほか：Middlebrook合成培地での抗菌薬感受性試験（第4報）：Nontuberculous mycobacteriaを試験対象とする微量液体希釈法．BrothMIC NTMの開発評価．臨床病理 50(4)：381-391, 2002
6) Clinical and Laboratory Standard Institute. Susceptibility testing of Mycobacteria, Nocardiae, and Other Aerobic Actinomycetes：Approved Standards 2nd Edition, CLSI 2011 document vol. 31 No.5 M24-A2
7) von Ingen J, Boeree MJ, van Soolingen D, et al：Resistance mechanism and drug susceptibility testing of nontuberculous mycobacteria. Drug Resist Updates 15 (3)：149-161, 2012
8) Brown-Elliott BA, Nash KA, Wallace RJ Jr：Antimicrobial susceptibility testing,

drug resistance mechanisms, and therapy of infections with nontuberculous mycobacteria. Clin Microbiol Rev 25(3)：545-582, 2012

9) van Ingen J, Ferro BE, Hoefsloot W, et al：Drug treatment of pulmonary nontuberculous mycobacterial disease in HIV-negative patients：the evidence. Expert Rev Anti Infect Ther 11(10)：1065-1077, 2013

10) 倉島篤行：比較的稀な菌種による肺非結核性抗酸菌症の治療．結核 86 (12)：923-932, 2011

11) Swenson JM, Thornsberry C, Silicox VA：Rapidly growing mycobacteria：testing of susceptibility to 34 antimicrobial agents by broth microdilution. Antimicrobial Agents Chemother 22(2)：186-192, 1982

12) Cho YJ, Yi H, Chun J, et al：The genome sequence of 'Mycobacterium massiliense' strain CIP 108297 suggests the independent taxonomic status of the Mycobacterium abscessus complex at the subspecies level. PLoS One 8 (11)：e81560, 2013

13) Simons S, van Ingen J, Hsueh PR, et al：Nontuberculous mycobacteria in respiratory tract infections, eastern Asia. Emerg Infect Dis 17(3)：343-349, 2011

14) Winthrop KL, Iseman M：Bedfellows：Mycobacteria and rheumatoid arthritis in the era of biologic therapy. Nat Rev Rheumatol 9(9)：524-531, 2013

15) Adjemian J, Olivier KN, Prevots DR：Nontuberculous mycobacteria among patients with cystic fibrosis in the United States. Screening practice and environmental risk. Am J Respir Crit Care Med 190(5)：581-586, 2014

16) Singh S, Bouzinbi N, Chaturvedi V, et al：*In vitro* evaluation of a new drug combination against clinical isolates belonging to the *Mycobacterium, abcessuss* complex. Clin Microbiol Infect 2014. doi：10. 111/1469-0691. 12780

17) Wallace RJ Jr, Brown-Elliott BA, Crist CJ, et al：Comparison of the *in vitro* activity of the glycylcycline tigecycline (formerly GAR-936) with those of tetracycline, minocycline, and doxycycline against isolates of nontuberculous mycobacteria. Antimicrob Agents Chemother 46(10)：3164-3167, 2002

18) Wallace RJ Jr, Dukart G, Brown-Elliott BA, et al：Clinical experience in 52 patients with tigecycline-containing regimens for salvage treatment of Mycobacterium, abscessus and Mycobacterium chelonae infections. J Antimicrob Chemother 69(7)：1945-1953, 2014

19) Shallom SJ, Gardina PJ, Myers TG, et al：New rapid scheme for distinguishing the subspecies of the *Mycobacterium abscessus* group and identifying *Mycobacterium massiliense* isolates with inducible clarithromycin resistance. J Clin Microbiol 51(9)：2943-2949, 2013

20) Maurer FP, Castelberg C, Quiblier C, et al：Erm (41)-dependent inducible resistance to azithromycin and clarithromycin in clinical isolates of Mycobacterium, abscessus. J Antimicrob Chemother 69(6)：1559-1563, 2014

21) Koh WJ, Jeon K, Lee NY, et al：Clinical significance of differentiation of Mycobacterium massiliense from Mycobacterium abscessus. Am J Respir Crit Care Med 183(3)：405-410, 2011

22) Nash KA, Andini N, Zhang Y, et al：Intrinsic macrolide resistance in rapidly growing mycobacteria. Antimicrob Agents Chemother 50(10)：3476-3478, 2006

23) Griffith DE, Girard WM, Wallace RJ Jr：Clinical features of pulmonary disease caused by rapidly growing mycobacteria：an analysis of 154 patients. Am Rev Respir Dis 147(5)：1271-1278, 1993

24) Brown-Elliott BA, Wallace RJ Jr：Clinical and taxonomic status or pathogenic nonpigmented or late-pigmenting rapidly growing mycobacteria. Clin Microbiol Rev 15(4)：716-746, 2002

25) Yoo H, Jeon K, Kim SY, et al：Clinical significance of Mycobacterium szulgai isolates from respiratory specimens. Scand J Infect Dis 46(3)：169-174, 2014
26) Eckburg PB, Buadu EO, Stark P, et al：Clinical and chest radiographic findings among persons with sputum culture positive for Mycobacterium gordonae：a review of 19 cases. Chest 117(1)：96-102, 2000
27) Varadi RG, Marras TK：Pulmonary mycobacterium xenopi infection in non-HIV-infected patients：a systematic review. Int J Tuberc Lung Dis 13(10)：1210-1218, 2009
28) 松井芳憲, 田村厚久, 長山直弘, ほか：肺 Mycobacterium xenopi 症の11例と本邦報告18例の検討. 結核 85(8)：647-653, 2010
29) 日本結核病学会非結核性抗酸菌症対策委員会：肺非結核性抗酸菌症に対する外科治療の指針. 結核 83(7)：527-528, 2008

（長谷川直樹）

IV 肺NTM症の外科療法

はじめに

　NTMによる肺感染症に対する治療の第一選択はわが国，米国のガイドラインで示されているとおり多剤併用化学療法である[1,2]．しかし化学療法で完治が期待できるNTMの菌種は *M. kansasii* に限られている[3]．わが国でNTM症の約8割を占める菌種である *M. avium* complex（MAC）による肺感染症（肺MAC症）[4]ではガイドラインで推奨されるクラリスロマイシン（CAM）を含む多剤併用療法を行っても期待されるほどの効果が得られない．治療成績を向上させるためには新たなアプローチが必要となり，内科治療に外科治療を組み合わせる集学的治療の発想が生まれた[2]．近年の肺NTM症患者数の増加に伴い外科療法の果たす役割はますます重要になってきている．本項では日米のガイドラインに基づき肺NTM症に対する外科療法の目的，適応，効果，今後の課題について解説する．

1　外科療法の目的

　同じ肺抗酸菌症といっても多剤耐性肺結核（multidrug-resistant tuberculosis：MDR-TB）と肺NTM症とでは外科療法の目的が異なる．MDR-TBの場合は排菌が続く限り入院が必要であり，外科療法の目的は病巣の切除による排菌停止である．社会復帰が目標であり患者さんが手術の必要性を理解しやすい．一方肺NTM症では排菌していても入院の必要はなく，外科療法の目的は病巣の切除による病状コントロールである．将来の予後改善が目標であり患者さんが手術の必要性を理解しにくい．両疾患の治療目標の違いを把握しておくことが肺NTM症に対する外科療法の適応を理解するうえで不可欠である．

　病状のコントロールという視点に立つと，肺NTM症に対する外科療法の目的は以下の2つになる．第一は菌が大量に存在する主病巣を切除して体内の菌負荷を減らし多剤併用療法の効果を高めることである．第二は再燃・再発の温床となりやすい気道破壊性病変をあらかじめ切除することである．肺MAC症は画像所見から線維空洞型と結節・気管支拡張型に分かれる．線維空洞型での空洞性病巣，結節・気管支拡張型での気管支拡張性病変が切除対象となる．散布性の小結節は菌負荷が少なく，再燃・再発のリスクも低いので切除対象には含めなくてもよい．肺MAC症以外のまれな肺NTM症に対してもほぼ同様の考え方で臨むことになる．

表1 肺MAC症の手術適応(ATS/IDSAガイドライン)

1. 化学療法に対する反応が悪い
2. 菌がマクロライドに耐性を獲得した
3. 喀血などの重大な合併症がある

Griffith DE, Aksamit T, Brown-Elliott BA, et al：An official ATS/IDSA statement：Diagnosis, treatment, and prevention of nontuberculous mycobacterial diseases. Am J Respir Crit Care Med 175(4)：367-416, 2007 より引用・改変

2 米国ガイドラインでの外科療法の適応

　2007年に米国胸部学会(American Thoracic Society：ATS)と米国感染症学会(Infectious Diseases Society of America：IDSA)からNTM症のガイドライン改訂版が発表されている[2]．この2007年版ATS/IDSAガイドラインには肺MAC症とM. abscessusによる肺感染症(肺アブセッサス症)に対する手術適応が記されている．肺MAC症については病巣が主として一側肺に限局し肺切除術に耐えられる症例では，多剤併用療法を行ったうえで表1に示す場合は手術を考慮したほうがよいとしている．特に菌がマクロライドに耐性を獲得しているかどうかは重要なポイントである．CAM耐性菌に対してはCAMの効果が期待できず，外科治療とアミノグリコシド(アミカシン，ストレプトマイシン)注射薬との組み合わせが最も有効な治療法とされている[5]．わが国ではブロスミックNTM®(極東製薬工業株式会社)などを用いてCAMの最小発育阻止濃度を調べることができる．M. abscessus感染症については病巣が限局し肺切除術に耐えられる症例では多剤併用療法に外科療法を加えることが唯一の根治が望める治療法であり，病巣が限局して耐術能がある症例では化学療法を導入して菌負荷を軽減したのち手術すべきとしている．また肺NTM症の手術は抗酸菌症の内科，外科治療に精通した施設で行うべきとしている．

3 わが国のガイドラインでの外科療法の適応

　2007年版ATS/IDSAガイドラインの発表を受けて2008年に日本結核病学会から「肺非結核性抗酸菌症に対する外科治療の指針」が発表されている[6]．この指針の特徴は「治療の目標は病状のコントロールであり，病巣が限局している場合でも相対的治癒であって根治的治癒ではない」と記している点である．肺NTM症においては現在ある主病巣を切除しても再燃・再発するリスクをゼロにすることはできない．したがって外科治療の目標は根治ではなく病状のコントロールになる．

　この指針で示されている外科治療の適応は基本的にATS/IDSAガイドラインに準じている(表2)．肺NTM症の進行を考えると年齢は70歳程度までが外科治療の対象としている．推奨される術式は区域切除以上の肺切除術であり，外科治療の時期は3〜6か月程度の化学療法を行ってからとなる．術後も化学療法は

表2　外科治療(肺切除術)の適応(わが国のガイドライン)

1. 排菌源または排菌源となりうる主病巣が明らかで，かつ以下のような病状の場合
   ① 化学療法にても排菌が停止しない，または再排菌があり，画像上病巣の拡大または悪化傾向がみられるか予想される．
   ② 排菌が停止しても空洞性病巣や気管支拡張病変が残存し，再発再燃が危惧される．
   ③ 大量排菌源病巣からのシューブを繰り返し，病勢の急速な進行がある．
2. 喀血，繰り返す気道感染，アスペルギルスの混合感染例などでは排菌状況にかかわらず責任病巣は切除の対象となる．
3. 非結核性抗酸菌症の進行を考えると年齢は70歳程度までが外科治療の対象と考えられるが，近年の元気な高齢者の増加や，症状改善の期待などを考慮すると70歳代での手術適応もありうる．
4. 心肺機能その他の評価で耐術である．
5. 対側肺や同側他葉の散布性小結節や粒状影は必ずしも切除の対象としなくてよい．

日本結核病学会非結核性抗酸菌症対策委員会：肺非結核性抗酸菌症に対する外科治療の指針．結核 83(7)：527-528，2008 より引用

必要で少なくとも術後1年以上は化学療法を行うべきとしている．さらに遠隔期に再燃・再発するリスクがあり長期にわたる経過観察が必要としている．

わが国のガイドラインより

術式

1. 主として肺切除術を行う．
2. 病巣は経気道的に拡がるので，周辺散布性病巣，気道散布病巣を伴う場合は部分切除では切離断端に病巣がかかる可能性がある．したがってこの場合は気道の拡がりに沿った切離方法（区域切除以上）を採用したほうがよい．
3. 空洞切開は気道への菌の流れ込みを減少させる点から有用である．

外科治療の時期

　少なくともある程度の化学療法の有効性はあり，また菌量の減少を図る目的のためにも緊急の場合を除いて術前3～6か月程度の化学療法は行われるべきである．

術後の化学療法

　術後化学療法を行うべきである．レジメンは術前と同一でよい．期間は，術後半年では再燃傾向が高いとの報告がある．しかし一方いつまで行うべきかとのエビデンスはない．主排菌源病巣は除去されているので，内科的治療における「排菌停止後少なくとも1年間」に準じ，かつ経験的にも少なくとも術後1年以上が妥当かと思われる．さらに化療終了後再燃・再発例が見られることがあるので，化療終了後でも画像，痰検査等で経過観察を怠らず，再燃・再発が疑われたら化学療法を再開することを検討すべきである．

日本結核病学会非結核性抗酸菌症対策委員会：肺非結核性抗酸菌症に対する外科治療の指針．結核 83(7)：527-528，2008 より引用

表3 外科治療成績，術後合併症

著者名	症例数	成功率	術後合併症（発生数）
Pomerantz et al.[7]	38	NA	気管支断端瘻（8），肺瘻（4），呼吸不全（1）
Pomerantz et al.[8]	13	92%	再発気胸（1）
Shiraishi et al.[9]	33	94%	遺残腔（5），気管支断端瘻（1）
Shiraishi et al.[10]	21	90%	遺残腔（2），気管支断端瘻（2），肺瘻（1），間質性肺炎（1）
Nelson et al.[11]	28	96%	肺瘻（6），無気肺（1），気管支断端瘻（1）
Watanabe et al.[12]	22	91%	なし
Mitchell et al.[13]	236	NA	気管支断端瘻（11），呼吸不全/肺炎（9），出血（4）
Koh et al.[14]	23	91%	肺炎（3），晩期気管支断端瘻（2），肺瘻（2），全摘後症候群（1），創離開（1）
Shiraishi et al.[15]	60	97%	肺瘻（5），無気肺（3），呼吸不全（1），心房細動（1），出血（1）
山田 ほか.[16]	37	76%*	なし

NA：記載なし，＊：無再燃/再発率

4 術前耐術能評価

　肺 NTM 症に対する肺切除術の術前耐術能評価は基本的には肺癌に対する肺切除術の術前耐術能評価と同じである．肺機能，心電図，血液ガス分析，肺換気・血流シンチ，心臓超音波検査などを行って予定術式に耐えうるだけの心肺機能があるかどうかを評価する．切除範囲の決定は胸部 CT で病巣を細微にわたって評価し，切除すべき病巣と残せる病巣とを見極めたうえで行う．切除すべき主病巣が一肺葉内に限局し他肺葉に病変がなければ術式の選択は比較的容易である．しかし複数の肺葉に病変がある場合はどの病巣を切除しどの病巣は残すかの判断が難しい．最適な術式を選択するには経験が必要になる．年齢や症状から鑑みて主病巣の可及的切除により病状のコントロールが見込める場合は，空洞性病巣や気管支拡張病変が多少残るとしても手術に踏み切ることがある．また両側肺に主病変があっても両側肺切除により主病巣が切除でき両側肺切除に耐えられる場合は，二期的両側手術に踏み切ることがある．手術適応の判断に迷う場合は病状が余り進行しないうちに専門家へコンサルトすることをお勧めする．

5 外科療法の効果

　これまで発表された肺 MAC 症を中心とした肺 NTM 症に対する外科治療の論文においてはおおむね 90％以上の成功率が報告されている（表3）[7-15]．ただし術後の観察期間が 1 年以上経過した症例では 24.3％に再燃・再発を認めたという報告がある[16]．肺アブセッサス症に関しても内科治療単独群よりも外科治療追加群の方が高い菌陰性化率が得られたという報告がある[17]．
　ただし ATS/IDSA ガイドラインで指摘されているように，肺 NTM 症に対する外科治療は抗酸菌症の手術に精通した施設で行っても術後合併症率が比較的高

い[2]．肺瘻，遺残腔，気管支断端瘻などが術後合併症として報告されている（表3）．特に右肺全摘除術は気管支断端瘻のリスクが高いと報告されている[13,18]．これらの合併症が起きやすいのは，病状の進行に伴い，病巣と胸壁とが炎症性に癒着すること，肺葉間が炎症性に癒合すること，残存肺のコンプライアンスが低下すること，気管支の中枢に向かって炎症が波及すること，術中術野が菌で汚染されやすくなることなどが関与している．したがって病巣が過度に進展しないうちに外科治療を行うことが術後合併症率軽減の鍵である．

6 今後の課題

日米のガイドラインで肺NTM症の手術適応が明示されたが，実際にはどの症例にどのタイミングで手術すべきかの判断に苦慮する場合が多い．肺NTM症は肺結核とは異なりヒト-ヒト感染を起こさず，排菌していても日常生活が送れる．また多くの症例では病状の進行は緩徐である．したがって将来病状が進行すると予想されても，病巣が軽度なうちは手術を勧めにくい．かといって病巣が広範になりすぎると肺切除ができなくなる．

手術適応をより明確にするには，どの症例が手術により恩恵を受けるのか，それをどうやって事前に見分けるのか，どのタイミングで手術に踏み切るのか，どの術式を選択するのかを明らかにしなければならない．内科治療単独群と外科治療追加群との治療成績を比較する無作為化比較試験（randomized controlled trial：RCT）が行えれば理想的であるが，現実にはRCTの実施は難しい．

術後化学療法の至適期間についても明らかになっていない．わが国のガイドラインでは「少なくとも術後1年以上は続けるべき」としているが，具体的にどの程度続けるべきかについてのエビデンスはない．症例によってはより長期間の化学療法が望まれ，術摘出組織での菌培養陰性例には1年間，菌培養陽性例には2年間に延長することを提唱している報告もある[16]．

おわりに

肺NTM症に対する外科治療の有用性が明らかになり，今後手術適応について判断を求められるケースが増えると予想される．しかし肺NTM症の手術適応については未解決の課題が山積している．今後外科治療例がさらに集積され，これらの課題が解決されていくことが肺NTM症の治療成績向上にとって不可欠である．

文献

1) 日本結核病学会非結核性抗酸菌症対策委員会，日本呼吸器学会感染症・結核学術部会：肺非結核性抗酸菌症化学療法に関する見解—2012年改訂．結核 87(2)：83-86，2012

2) Griffith DE, Aksamit T, Brown-Elliott BA, et al：An official ATS/IDSA statement：Diagnosis, treatment, and prevention of nontuberculous mycobacterial diseases. Am J Respir Crit Care Med 175(4)：367-416, 2007
3) 鈴木克洋，吉田志緒美：*Mycobacterium kansasii* 症．日胸 68 (11)：1052-1060, 2009
4) 坂谷光則：非定型抗酸菌症．結核 80(1)：25-30，2005
5) Griffith DE, Brown-Elliott BA, Langsjoen B, et al：Clinical and molecular analysis of macrolide resistance in *Mycobacterium avium* complex lung disease. Am J Respir Crit Care Med 174(8)：928-934, 2006
6) 日本結核病学会非結核性抗酸菌症対策委員会：肺非結核性抗酸菌症に対する外科治療の指針．結核 83(7)：527-528，2008
7) Pomerantz M, Madsen L, Goble M, et al：Surgical management of resistant mycobacterial tuberculosis and other mycobacterial pulmonary infections. Ann Thorac Surg 52(5)：1108-1112, 1991
8) Pomerantz M, Denton JR, Huitt GA, et al：Resection of the right middle lobe and lingula for mycobacterial infection. Ann Thorac Surg 62(4)：990-993, 1996
9) Shiraishi Y, Fukushima K, Komatsu H, et al：Early pulmonary resection for localized *Mycobacterium avium* complex disease. Ann Thorac Surg 66 (1)：183-186, 1998
10) Shiraishi Y, Nakajima Y, Takasuna K, et al：Surgery for *Mycobacterium avium* complex lung disease in the clarithromycin era. Eur J Cardiothorac Surg 21(2)：314-318, 2002
11) Nelson KG, Griffith DE, Brown BA, et al：Results of operation in M*ycobacterium avium-intracellulare* lung disease. Ann Thorac Surg 66(2)：325-330, 1998
12) Watanabe M, Hasegawa N, Ishizaka A, et al：Early pulmonary resection for *Mycobacterium avium* complex lung disease treated with macrolides and quinolones. Ann Thorac Surg 81(6)：2026-2030, 2006
13) Mitchell JD, Bishop A, Cafaro A, et al：Anatomic lung resection for nontuberculous mycobacterial disease. Ann Thorac Surg 85(6)：1887-1893, 2008
14) Koh WJ, Kim YH, Kwon OJ, et al：Surgical treatment of pulmonary diseases due to nontuberculous mycobacteria. Korean Med Sci 23(3)：397-401, 2008
15) Shiraishi Y, Katsuragi N, Kita H, et al：Adjuvant surgical treatment of nontuberculous mycobacterial lung disease. Ann Thorac Surg 96(1)：287-292, 2013
16) 山田勝雄，杉山燈人，安田あゆ子，ほか：肺非結核性抗酸菌症に対する外科治療後の再燃/再発症例の検討．結核 88(5)：469-475，2013
17) Jarand J, Levin A, Zhang L, et al：Clinical and microbiologic outcomes in patients receiving treatment for *Mycobacterium abscessus* pulmonary disease. Clin Infect Dis 52(5)：565-571, 2011
18) Shiraishi Y, Nakajima Y, Katsuragi N, et al：Pneumonectomy for nontuberculous mycobacterial infections. Ann Thorac Surg 78(2)：399-403, 2004

〈白石　裕治〉

V 主な薬剤の解説と副作用対策

1 クラリスロマイシン（CAM：Clarithromycin）

❶ 作用機序
リボソームの50Sサブユニットに特異的に結合しペプチド鎖の伸長反応を妨げることで，タンパク合成を阻害する．

❷ 用法・用量
通常1回400 mgを，1日2回経口投与する．

❸ 副作用
CAMによる副作用は約20％の患者でみられ，このうち継続困難となる割合は3～5％と報告されている．多くの副作用は軽症から中等症であり，また可逆的である．

a 消化器
消化器系の副作用としては悪心，嘔吐，下痢が多く，また味覚異常（金属味）もありうる．臨床検査値異常は約3％でみられ，肝機能障害が最も一般的であるが，通常CAMの中止により改善する．まれに劇症肝炎も報告されている．

b 循環器
またマクロライド系抗菌薬はQT間隔の延長に関与し，心室頻拍，torsades de pointes，心室細動を起こす可能性がある．QT延長を生じる危険因子としては，女性，心疾患の既往，電解質異常，薬物相互作用の存在によるCAM排泄減少，肝機能・腎機能障害の存在，QT間隔を延長させる薬剤の併用が挙げられる．これらのうち複数の危険因子を有する患者では，CAMの使用を避けるべきである．アレルギー反応はまれに報告があるが，薬剤の中止により通常改善する．

c 血液
血液毒性は，白血球減少，血小板減少，無顆粒球症がCAMの副作用として起こりうる．CAM開始後に血小板減少性紫斑病を発症した報告もある．中枢神経系の副作用として，頭痛が2％程度の患者に起こる．また一過性に不安，混乱，不眠，精神疾患，振戦，めまい，けいれん，見当識障害などが起こることがあるが，これらは通常可逆性である．

d 相互作用
アジスロマイシン以外のマクロライド系抗菌薬はCYP3A4の阻害薬となるため，薬物相互作用にも注意が必要である．

2 リファンピシン（RFP：Rifampicin）

❶ 作用機序
DNA依存性RNAポリメラーゼを阻害しRNA合成を阻害する．

❷ 用法・用量
通常10 mg/kg（最大600 mgまで）を1日1回経口投与する．
＊食前内服のほうが血中濃度の上昇がよいが，食後内服でも効果に問題はない．

❸ 副作用
推奨用量を厳守すれば，RFPの忍容性は高いと考えられる．RFPの副作用は，皮疹，消化器症状，肝機能障害，軽度血液毒性などの副作用と，インフルエンザ様症状，溶血性貧血，急性腎不全，ショックなどRFPが関与する抗体によって生じる免疫反応による副作用の2種類に分けられる．

a 皮膚
皮膚症状は治療早期に出現し，皮膚の紅斑やかゆみが特に顔と頭皮に出現し，投与中止の原因ともなる．
　一般的には抗ヒスタミン薬の投与や，必要に応じて減感作療法を実施することで投与継続も可能である．より重篤な過敏症の頻度は少ない（0.07～0.3%）と報告されている．

b 消化器
　悪心，食欲不振，腹部痛を含む消化器系副作用の頻度はさまざまであり，一般的には継続可能であると考えられるが，薬剤の中止を必要とする場合もある．投与開始後の数週間で肝逸脱酵素の上昇を見ることがあるが，多くは無徴候性であり薬剤の継続，中止によらず正常化することが多い．
　薬剤の中止を要する重篤な肝炎は，典型的には胆汁うっ滞型の肝機能障害を示す．また一過性の無徴候性高ビリルビン血症を生じることがあるが，これはビリルビンの排泄阻害の結果として生じ，臨床的な影響はない．

c インフルエンザ様症状
　発熱，悪寒，関節痛，倦怠感に代表されるインフルエンザ様症状は隔日投与症例のうち0.4～0.7%でみられると報告されており，同用量の連日投与ではみられない．女性や高齢男性に多いとされている．これらの症状はRFP間欠投与開始後3～6か月後までにみられ，通常他の副作用に随伴して症状が出現する．連日投与に変更することで，症状の発現を抑制し治療の継続が可能となる場合がある．

d 腎機能
　高濃度のRFP投与と関連する副作用として，薬剤誘発性ループスの報告があるが薬剤の中止により症状は改善する．RFPによる急性腎不全の多くは，高用量を間欠投与した場合や長期間の無治療期間後の再投与によって生じる．これらにはRFP投与後数時間でインフルエンザ様症状を伴うことが報告されている．随伴する臨床検査値異常は貧血，白血球増加，血小板減少，肝逸脱酵素の上昇で

ある．これら急性腎不全の多くは，急性尿細管壊死もしくは急性間質性腎炎であり，RFP に対する抗体と補体の作用の結果であると考えられている．予後は良好で，ほぼすべての患者が数週間のうちに正常化するが，腎機能障害が残存した例も報告されている．RFP に関連する腎障害の既往のある患者への再投与は推奨されない．

e 血液

血液毒性は RFP の副作用として一般的であり，血小板減少，白血球減少，顆粒球減少を生じる可能性があり，多くの場合軽度である．また薬剤の中止により改善する．溶血性貧血や重度の血小板減少などの重篤な血液毒性は，急性腎不全の場合と同様，RFP に対する抗体と補体の作用によるものと考えられている．この場合，薬剤の投与を継続すると致死的となる場合がある．抗体が関与する血小板減少は，RFP 投与後数時間で血小板減少が始まり，通常 1〜2 日で正常に戻るが，減少時に臨床的に著明な出血が起こりうる．溶血性貧血や重篤な血小板減少を経験した症例では，RFP の再投与は推奨されない．

f 相互作用

RFP はさまざまな薬物代謝酵素の誘導剤であるため，薬物相互作用には十分な注意が必要である．主なターゲットとなる酵素は CYP3A4 であり，CYP2C19，CYP2D6 に対する酵素誘導作用は一般的ではない．

3 エタンブトール（EB：Ethambutol）

❶ 作用機序

マイコバクテリアの細胞壁を構成するアラビノガラクタンの合成酵素であるアラビノシルトランスフェラーゼを阻害すると考えられている．

❷ 用法・用量

通常 15 mg/kg（最大量 750 mg）を 1 日 1 回経口投与する．

❸ 副作用

一般的に EB は忍容性の高い薬剤である．

a 視神経

最も重篤な副作用は視神経炎であるが，通常量の使用では頻度はまれである．視神経炎は開始後 2 か月以上経過してから出現することが多い．これらは片側または両側いずれの眼にも起こりうる．視覚変化は EB の中止により徐々に回復するが，改善しない場合もある．したがって，EB による治療を受ける患者では，ベースラインの視力と色覚検査の実施，視覚障害に関する質問を行うべきである．また視力と色覚検査のテストは，EB を高用量（25 mg/kg）で内服する患者や，少なくとも 2 か月以上継続する患者，腎機能障害を有する患者では毎月実施することが推奨される．

b 末梢神経

EB に関連した末梢神経炎は時としてみられる副作用である．この副作用の頻

度は投与量には相関しないと考えられる．腎機能障害の頻度はまれであるが，急性間質性腎炎や急性尿細管壊死の報告があることを念頭においておく必要がある．

c│その他

肝機能障害の原因とは通常なりにくい．発熱，低血圧，肝機能障害に代表される過敏症反応の報告もある．多形滲出性紅斑や中毒性表皮壊死症もまれではあるが報告されている．

4 アミノグリコシド系抗菌薬

例）ストレプトマイシン（SM：Streptomycin）
　　カナマイシン（KM：Kanamycin）
　　アミカシン（AMK：Amikacin））

❶ 作用機序

リボソームの 30S サブユニットに結合して未熟な細胞壁タンパクの産生を誘導し，膜透過性に変化を起こす．これが細菌に対して殺菌的に作用する．2014年2月末現在 SM のみ保険適用であるが，有効性を示す報告もあることから，標準治療により効果が得られない，または副作用などで使用できない場合に考慮されるべき薬剤である．

❷ 用法・用量

・SM, KM：通常 15 mg/kg を，週2～3回筋肉内注射する．
・AMK：通常1回 100～200 mg を1日1～2回に分けて筋肉内注射または点滴静注にて投与する．
＊AMK は，国内の用法用量において十分な有効血中濃度が得られない場合が多いため，臨床効果を十分に得るために有効性の指標として最高血中濃度の測定を行い，投与量の調節を行うことが望ましい．

❸ 副作用

a│脳神経

めまい，失調，眼振などの前庭障害は SM の最も重篤な副作用の1つであり，難聴を引き起こす可能性もある．難聴が生じる中央値は投与開始後9週であり，まず高音高周波数領域の障害として現れる．KM，AMK では不可逆な蝸牛の障害による難聴が最も重要な毒性であり，SM よりも毒性が強い．前庭機能にも影響を与えるが SM よりも一般的には少ない．AMK による蝸牛障害の頻度は 13.9％，前庭障害では 7.4％と報告されている．これらの聴力毒性の多くは不可逆的な副作用であるため，これらの副作用がみられた場合には薬剤の投与を中止すべきである．

b│腎機能

いずれの薬剤も腎機能障害を生じる可能性があるが，一般的に KM による腎機能障害の頻度は SM より多い．多くは可逆性であり薬剤の中止により改善す

るが，KM は近位尿細管変化の原因となり，急性尿細管壊死による乏尿性腎不全は時として遭遇する．こういった重篤な腎機能障害からの回復は通常緩徐で，部分的な回復となる場合もある．AMK は 1 日 1 回投与にすることにより，腎毒性を最小化することができると考えられているが，この考えは聴力毒性には当てはまらない．

c｜皮膚

SM による過敏症状および皮膚反応としては，発疹と発熱が最も一般的である．発疹は通常，麻疹様または中毒疹であるが，まれに重篤な剝脱性皮膚炎を生じることもある．皮膚反応の発生する頻度は 1.5％程度と推測されており，治療開始月もしくは翌月に好発する．多くの場合 SM を中止するとアレルギー反応は収束するが，副腎皮質ホルモン剤の投与が必要な重症反応もありうる．KM，AMK による過敏症としては瘙痒，発疹，薬剤熱，アナフィラキシーショック，Stevens-Johnson 症候群などの報告があるがまれである．

d｜神経・筋

SM および KM では神経筋伝導を阻害するため，術後の呼吸抑制の原因や，薬剤誘発性の無力症候群や重症筋無力症の顕在化，悪化の原因となりうる．患者によっては，口周囲の感覚異常や一時的なレベル低下が投与後にみられることがあるため，注意が必要である．AMK での発現頻度はまれである．

5　リファブチン（RBT：Rifabutin）

❶ 作用機序

RFP と同様である．

❷ 用法・用量

通常 5 mg/kg（300 mg）を 1 日 1 回投与する．

❸ 副作用

a｜高容量での副作用

消化器症状，ブドウ膜炎，角膜沈着，好中球減少，多発関節痛症候群などのいくつかの副作用の発現頻度は高用量（600 mg/日以上）での使用と相関する．血小板減少の報告もある．また疼痛や一時的な視覚欠如を伴う急性のブドウ膜炎を片側または両側に生じることがある．頻度は RBT を標準投与量で単独投与した場合では 0.01％未満とまれであるが，高用量（600 mg/日）の使用で，かつ RBT の排泄を遷延させる CAM などの CYP3A4 阻害薬を併用すると，その頻度は 8％になると報告されている．

b｜消化器

一方で消化器症状は比較的軽度であり，RBT 投与によっても消化器系副作用の増加は認められなかったとの報告がある．Clostridium difficile 感染症を引き起こすことはまれである．臨床検査値異常では，無徴候性肝機能障害が RFP 同様にみられる．肝炎の頻度は 1％未満と報告されている．

c｜その他

RBT による発疹やインフルエンザ様症状の発現は非常にまれである．

d｜相互作用

また RFP 同様に RBT にも CYP3A の誘導作用があり，この酵素により代謝される薬物の血中濃度を低下させる．また RBT は CYP3A4 の基質でもあり，CYP3A4 の阻害薬や誘導薬の併用で RBT 濃度が容易に変動するため，用量調節が必要となる．

6 キノロン系抗菌薬
〔例：シタフロキサシン（STFX：Sitafloxacin）〕

❶ 作用機序

DNA 複製に必要な DNA ジャイレースおよびトポイソメラーゼⅣを直接的に阻害する．STFX は他のキノロンと比較して，ある種の *Mycobacterium* 属に対して活性が高い．2014 年 2 月末現在保険適用外であるが有効性を示す報告もあることから，標準治療により効果が得られない，または副作用などで使用できない場合に考慮されるべき薬剤である．

❷ 用法・用量

1 回 50〜100 mg を 1 日 1〜2 回（最大 200 mg まで）経口投与する．

❸ 副作用

a｜消化器

消化器症状が最もよくみられる副作用であり，特に下痢の頻度が多い．これに対しては整腸薬の投与が有効な場合もある．Clostridium difficile 感染症を発症する可能性もある．

b｜神経

中枢神経系の副作用としては，めまい，頭痛，眠気が特に高齢者においてみられることがある．キノロン系抗菌薬と非ステロイド性抗炎症薬（NSAIDs）との併用により，てんかん発作を誘発したとの報告もあるが，STFX における頻度は不明である．

c｜過敏症反応

その他には蕁麻疹，血管浮腫，溶血性尿毒症症候群，溶血性貧血，急性間質性腎炎，急性肝炎，急性膵炎，好酸球性髄膜炎，Stevens-Johnson 症候群などの過敏症反応が知られている．また光線過敏症も起こりうるが，STFX に由来する光線過敏症はロメフロキサシンおよびスパルフロキサシンよりも軽度である．

d｜腱炎

STFX に関して現段階で十分なデータはないが腱炎も起こりうる．投与中に腱の疼痛などの訴えがあった場合は投与を中止する．

e｜循環器

キノロン系抗菌薬における QT 間隔延長と不整脈のリスクは，QT 間隔を延長

する他の薬剤と併用することで増加する．STFXも同様にQT間隔の延長を引き起こす可能性があるため，リスクの高い患者には避けるほうがよいと考えられる．

f 検査値異常

臨床検査値異常としては，一時的に肝逸脱酵素およびアルカリホスファターゼの軽度上昇を認めることがあるが，その頻度はSTFXで9%と報告されている．キノロン系抗菌薬は膵β細胞におけるK-ATPチャンネルを遮断することで，インスリンを放出させ低血糖を起こすことが知られている．STFXにおけるデータは現段階で十分ではないが，血糖値のモニタリングを行うなどの注意が必要である．

g 相互作用

他のキノロン系抗菌薬と同様，鉄剤やアルミニウム，マグネシウムを含む制酸剤などとの同時服用によりSTFXの吸収が著しく阻害され効果が減弱するため，両剤の内服間隔を2時間以上あけるなどの対応が必要である．

参考文献

1) Grayson ML：Kucers' the use of antibiotics, 6th edition, A clinical review of antibacterial, antifungal, antiparasitic and antiviral drugs. CRC Press United Kingdom, 2010
2) Cooper DH, Krainik AJ, Lubner SJ, et al：The Washington Manual of Medical therapeutics, 32nd Edition. Lippincott Williams & Wilkins, 2007
3) Bartlett JG, Auwaerter PG, Pham PA：The Johns Hopkins ABX guide diagnosis and treatment of infectious diseases, 2nd edition. Jones & Bartlett Pub, 2010
4) 青木眞：レジデントのための感染症マニュアル 第2版．医学書院，2007

〈平野　淳〉

第5章

特殊な病態における非結核性抗酸菌症

I HIV 感染

　　HIV 感染者から分離された非結核性抗酸菌（nontuberculous mycobacteria：NTM）は多数報告されているが，*Mycobacterium avium* complex（MAC）が圧倒的に多い．MAC に次いで多い分離菌は *M. kansasii* である．HIV 感染者に合併した NTM 症は全身性播種型が多く，複数菌の同時感染をみることがある．抗 HIV 療法（antiretroviral therapy：ART）の普及により，NTM 症の合併例は減少しており，臨床像は ART 導入以前と比べ大きく変貌している．

1 *M. avium* complex（MAC）

　　MAC は HIV 感染症に合併する NTM 症のなかで，最も多い起炎菌である．MAC は HIV 感染症の病初期から合併してくる結核と異なり，病期が進行し免疫機能が低下すると高頻度に合併する．効果的な抗 HIV 療法や予防的な治療を受けていない AIDS 患者の 20～40％ に合併するといわれている[1,2]．

　　MAC のうち HIV 感染症に合併する菌は 95％ 以上が *M. avium* である．

　　MAC では結核のような潜在性感染症はないといわれており，内因性の再燃というよりも最近の感染に引き続く発病と考えられている．MAC の侵入門戸は呼吸器系と消化器系である．MAC 感染者との同居や接触での感染リスクは認められず，ヒト-ヒト感染は考慮しなくてよい．

　　ART が行われるようになってから HIV 感染症の予後は著明に改善し，ART による免疫機能の回復は HIV 感染症における MAC 症の合併リスクを低下させ[3,4]，MAC の予防投与の普及も MAC 症の発症頻度を低下させている．Buchacz ら[5]によると，最初に発病した日和見感染症が MAC 症であった頻度は 1994～1997 年の 26.9/1,000 人年から，2003～2007 年の 2.5/1,000 人年へ約 1/10 に減少している．

　　MAC 症発病の危険因子としては，CD4 数が 50/μL 未満，HIV-RNA が 100,000 コピー/mL 以上，日和見感染症の既往，呼吸器や消化管への MAC の colonization の既往，インドアプールでの水泳，生の魚介類の頻回摂取，granulocyte stimulating factor の投与などが挙げられている[6]．遺伝子学的には，特別な HLA クラス II 抗原（DRB1，DQB1，DM）が HIV 合併 MAC 症にみられるという報告がある[7]．

■ 症状・検査所見

　　ART を行っていない場合は全身性播種型 MAC 症となりやすく，その症状と

表1 播種性MAC症の治療法

1) 推奨　CAM 400 mg〔文献 6), 11〕では 500 mg〕×2/日＋EB 15 mg/kg/日
　　　　CAM が使用できないときは，AZM 500〜600 mg/日＋EB 15 mg/kg/日
2) 代替　CD4 数が 50/μL 未満の場合，MAC の菌量が多い（血液培養で＞2 log CFU/mL）場合，ART が効いていない場合などでは，上記に下記を 1〜2 剤加える．
　　　　・RBT 300 mg/日
　　　　あるいはアミノグリコシド
　　　　（アミカシン 10〜15 mg/kg 静注あるいはストレプトマイシン 1 g/日静注あるいは筋注）
　　　　あるいはフルオロキノロン剤
　　　　（レボフロキサシン 500 mg/日あるいはモキシフロキサシン 400 mg/日）

しては発熱，盗汗，倦怠感，体重減少，慢性下痢，腹痛，慢性吸収不良などがみられる[8]．ART を行い治療に反応している場合は，頸部あるいは腹腔内リンパ節炎，肺炎，心膜炎，骨髄炎，皮膚軟部組織膿瘍，陰部潰瘍，中枢神経感染症などの局所感染症を起こし，その症状が出現する．

検査所見では，播種型 MAC 症では貧血，ALP や LDH の高値などが認められる．肝腫大，脾腫大，リンパ節腫大（頸部，腹腔内）などが認められることがある．

■ 診断

播種型 MAC 症の診断は，臨床症状に加え，血液から MAC を検出することにより行われる．CD4 数が 50/μL 以下で，原因不明の発熱が続く場合は，血液培養を頻回に行うべきである．局所型 MAC 症では血液培養で MAC は証明されず，病変局所からの検体により診断する．

近年，MAC 症の血清診断法が承認され使用されるようになった．血清中の MAC 細胞壁抗原 glycopeptidolipid（GPL）-core に対する IgA 抗体を ELISA 法で測定する方法である（キャピリア®MAC 抗体 ELISA）．Kitada らはこの検査法の MAC 症診断における感度は 84.3％，特異度は 100％と報告した[9]．しかし，HIV 感染症では，HIV 合併播種性 MAC 症 49 例に施行し，陽性例は 2 例（4％）と陽性率が極めて低かった[10]．免疫不全例での使用は難しいであろう．

■ 治療と予防[6, 11]

❶ 治療

AIDS に合併した全身性播種型 MAC 症の治療は，クラリスロマイシン（CAM）あるいはアジスロマイシン（AZM）にエタンブトール（EB）を加えた治療が基本である（表 1）．CAM および AZM に対する感受性検査を行うことが推奨されている[6]．

播種型 MAC 症の診断がついた場合は，ART を行っていなければ，MAC 症の治療を 2 週間行ってから，ART を開始すべきである．薬剤相互作用や副作用や免疫再構築症候群（下記）のリスクを避けるためである．

ART により免疫機能が回復しなければ治療を継続する．MAC 症の治療が 12

表2　播種性MAC症の予防法

1）推奨	AZM 1,200 mg/週 あるいはCAM 400 mg〔文献6），11）では500 mg〕×2/日 あるいはAZM 600 mg/週2回
2）代替	RBT 300 mg/日

か月以上行われ，MAC症の症状が消失している場合は，ARTによりCD4数が100/μL以上の期間が6か月以上あれば，治療を中止してよい．その後，再びCD4数が100/μL未満に低下した場合は，予防投与（下記）を開始する（二次予防）．

RBTは抗HIV薬との相互作用があり，併用禁忌のものもあるので，ARTを開始するときは注意が必要である．

❷ 予防

AIDS患者においては全身性播種型MAC症を予防するために，CD4数が50/μL未満になった時点で，AZMあるいはCAMの予防投与を開始する（一次予防）．ARTによりCD4数が100/μLを超えた期間が3か月以上維持されれば，この一次予防を中止してよい．CD4数が再び50/μL未満に低下した場合は，予防投薬を再開する．

❸ 免疫再構築症候群

HIV感染症に対してARTを開始すると，急速にHIV-RNA量が減少し，CD4数が増加する．機能不全に陥っていたマクロファージやNK細胞の機能も回復し，免疫機能が一気に回復することにより，感染症の発症，再発，増悪が起こることがある．これを免疫再構築症候群（immune reconstitution inflammatory syndrome：IRIS）という．潜在性に感染していた感染症が顕在化するunmasking IRISと，発症している感染症が増悪するparadoxical IRISがある．

IRISを合併し症状の強い場合は，まず非ステロイド性抗炎症薬を投与し，それでも治まらない場合はプレドニゾロン20〜40 mg/日を4〜8週間投与する．

2　*M. kansasii*

*M. kansasii*はHIV感染症に合併するNTM症の起炎菌のなかでは，10%以下の頻度である．*M. kansasii*は環境由来か不明であるが，水道水由来という報告もある．ヒト-ヒト感染はない．

診断

HIV感染症に合併した場合の病型としては，播種型と肺限局型の2つある．播種型は肺やリンパ節以外の臓器，血液，骨髄から*M. kansasii*を検出した場合をいう．肺限局型は呼吸器症状，胸部X線写真の異常を認め，肺から*M. kansasii*を検出し，他臓器に病変がない場合をいい，肺結核との鑑別は難しい．

M. kansasii 症を合併した時点での平均 CD4 数は 100/μL 以下の報告が多い．播種型の方が肺限局型に比べ CD4 数が少ないといわれている[11]．このように *M. kansasii* 症は HIV 感染症の進行した状態で合併するので，他の日和見感染症を同時に合併していることがある．Witzig[12] によれば，HIV 感染症に合併した *M. kansasii* 症 49 例中 13 例において MAC を同時に検出したという．

症状は発熱，咳嗽，喀痰，体重減少，息切れ，盗汗などで特異的なものはない．

胸部 X 線写真では，浸潤影，間質影が多く，空洞影は少ない．他に，結節影，肺門リンパ節腫脹，胸水などを認める場合がある．

■ 治療

治療[11] は INH 5 mg/kg/日（最大 300 mg/日），RFP 10 mg/kg/日（最大 600 mg/日），EB 15 mg/kg/日の 3 剤治療である．治療は 12 か月間の培養菌陰性化を確認できた時点で終了とする．他の治療薬としては，スルファメトキサゾール-トリメトプリム（ST 合剤），マクロライド剤，フルオロキノロン剤などがある．ART 導入前時代では CAM を含んだ治療のほうが含まない治療よりも生存期間を延ばしたが，ART 時代では CAM の有無による生存期間の差がなくなった[13]．

■ 予後

予後は非 HIV 感染者では，一般に良好であるが，HIV 感染者では予後不良であり，肺限局型より播種型の予後が不良である．Marras によれば HIV 感染症に合併した *M. kansasii* 症 127 例のうち 53% が死亡したが，予後良好の因子としては CD4 数高値，ART 施行，塗抹陰性，十分な *M. kansasii* 症の治療が挙げられている[14]．

3　その他の非結核性抗酸菌

M. xenopi は米国ではまれであるが，カナダや英国では MAC に次いで多い分離菌であり，*M. kansasii* よりも多い．肺病変や播種性疾患を引き起こすことがあるが，他の病原体との混合感染のこともある．治療は INH，RFP（あるいは RBT），EB，CAM の併用が勧められているが，適切な治療期間はわかっていない．モキシフロキサシンは代替薬として用いてもよい．

M. genavense は 1990 年に HIV 感染者に合併した感染症の起炎菌としてはじめて報告された菌である．固形培地に生えにくい菌である．HIV 感染症以外の免疫機能低下状態でも発症例の報告はあるが，極めて少ない．合併時の CD4 数は極めて低く播種型が多い．発熱，体重減少，下痢などの症状を呈し，肝脾腫，貧血を認める．*in vitro* では RFP（あるいは RBT），フルオロキノロン剤，マクロライド剤に感受性を示すが，INH には耐性である．

M. haemophilum は主に HIV 感染者に潰瘍性の皮膚病変を引き起こす．腱鞘

炎，関節炎，骨髄炎などもある．至適発育温度が30〜35℃と低いので，皮膚や関節に病変を引き起こすと考えられている．INH，RFP（あるいはRBT），シプロフロキサシン，アミカシン，ドキシサイクリン，CAMが有効といわれている．

M. simiae はAIDS患者において肺感染症，播種性感染症，骨髄炎，腎感染症を引き起こすことがある．感受性検査ではINH，RFP，EB，アミノグリコシドには耐性であるが，ST合剤，EB，フルオロキノロン剤，CAMが有効ともいわれている．しかし，治療経験は乏しい．

そのほかの抗酸菌としては，*M. malmoense*，*M. fortuitum*，*M. chelonae*，*M. abscessus*，*M. szulgai* などの感染報告がある．

文献

1) Nightingale SD, Byrd LT, Southern PM, et al：Incidence of *Mycobacterium avium intracellulare* complex bacteremia in human immunodeficiency virus-positive patients. J Infect Dis 165(6)：1082-1085, 1992
2) Chaisson RE, Moore RD, Richman DD, et al：Incidence and natural history of *Mycobacterium avium* complex infections in patients with advanced human immunodeficiency virus disease treated with zidovudine. The Zidovudine Epidemiology Study Group. Am Rev Respir Dis 146(2)：285-289, 1992
3) Girardi E, Palmieri F, Cingolani A, et al：Changing clinical presentation and survival in HIV-associated tuberculosis after highly active antiretroviral therapy. J Acquir Immune Defic Syndr 26(4)：326-331, 2001
4) Kirk O, Gatell JM, Mocroft A, et al：Infections with *Mycobacterium tuberculosis* and *Mycobacterium avium* among HIV-infected patients after the introduction of highly active antiretroviral therapy. Am J Respir Crit Care Med 162 (3 Pt 1)：865-872, 2000
5) Buchacz K, Baker RK, Palella FJ, Jr., et al：AIDS-defining opportunistic illnesses in US patients, 1994-2007：a cohort study. AIDS 24(10)：1549-1559, 2010
6) The Centers for Disease Control and Prevention, the National Institutes of Health, and the HIV Medicine Association of the Infectious Diseases Society of America：Guidelines for the prevention and treatment of opportunistic infections in HIV-infected adults and adolescents(May 7, 2013)
 Available at http://aidsinfo.nih.gov/contentfiles/lvguidelines/adult_oi.pdf
7) Naik E, LeBlanc S, Tang J, et al：The complexity of HLA class II (DRB1, DQB1, DM) associations with disseminated Mycobacterium avium complex infection among HIV-1-seropositive whites. J Acquir Immune Defic Syndr 33 (2)：140, 2013
8) Gordin FM, Cohn DL, Sullam PM, et al：Early manifestations of disseminated *Mycobacterium avium* complex disease：a prospective evaluation. J Infect Dis 176(1)：126-132, 1997
9) Kitada S, Kobayashi K, Ichiyama S, et al：Serodiagnosis of Mycobacterium avium-complex pulmonary disease using an enzyme immunoassay kit. Am J Respir Crit Care Med 177(7)：793-797, 2008
10) 青木孝弘，石金正裕，水島大輔，ほか：HIV合併播種性MAC症における血清学的診断の後視的検討．日本エイズ学会誌 15(4)：411, 2013
11) Griffith DE, Aksamit T, Brown-Elliott BA, et al：An official ATS/IDSA statement：diagnosis, treatment, and prevention of nontuberculous mycobacterial dis-

eases. Am J Respir Crit Care Med 175(4)：367-416, 2007
12) Witzig RS, Fazal BA, Mera RM, et al：Clinical manifestations and implications of coinfection with *Mycobacterium kansasii* and human immunodeficiency virus type 1. Clin Infect Dis 21(1)：77-85, 1995
13) Tompkins JC, Witzig RS：*Mycobacterium kansasii* in HIV patients：clarithromycin and antiretroviral effects. Int J Tuber Lung Dis 11(3)：331-337, 2007
14) Marras TK, Morris A, Gonzalez LC, et al：Mortality prediction in pulmonary *Mycobacterium kansasii* infection and human immunodeficiency virus. Am J Respir Crit Care Med 170(7)：793, 2004

〔永井　英明〕

II 関節リウマチと生物学的製剤

　関節リウマチ（RA）の治療に，生物学的製剤が導入され，この難治性疾患の治療は大きく変貌しつつある．その一方で，その有害事象として，他のいくつかの感染症と共に，非結核性抗酸菌症（NTM症）が注目されるようになった．従来，RA患者については，感染症全般の罹患は一般宿主よりも多いことは知られていたが，個別の感染症について踏み込んだ研究は乏しく，NTM症についても内外共に研究はほとんどなかった．2000年代初頭の生物学的製剤使用開始とともに徐々に発生が注目されるようになり，2010年頃から活発な報告が出るようになったが，いまだエビデンスに基づいて確定的に言うことができる段階ではない．
　問題の要点は以下のとおりとなる．
1) RA患者には一般人口に比してNTM症の発症が多い
2) 生物学的製剤の多くは宿主の抗酸菌免疫を阻害するので，この投与によりさらにNTM症が発症しやすくなると予想されてきたが，実際発生が増加していることが疫学的調査で確認されている
3) 日本リウマチ学会のガイドラインは，NTM症には決定的に有効な薬剤が存在しないことを重視し，NTM症を併発しているRA患者には生物学的製剤の投与は禁忌であるとしてきたが，2014年，この制限が一部緩和された．
4) RAのNTM症患者の多くは病状のコントロールのために生物学的製剤を必要としており，一定の条件を満たした患者について，慎重かつ前向きの対応が求められている．

1 生物学的製剤

　生物学的製剤とは，RA，クローン病（CD）などの難治性免疫性炎症性疾患の炎症過程が解明される中で，主たる役割を担う炎症性サイトカインなどの作用を阻害するべく設計された一連の薬剤をいい，多くは人の免疫グロブリンを材料に最新の生物工学の技術を用いて作製されたものである．2014年2月現在10薬剤が上市されており，さらに増加する趨勢である．作用機序で分けるとTNF阻害薬が5種，IL-6受容体阻害薬1種，T細胞共刺激分子阻害薬1種，などである．いずれの生物学的製剤も既存の治療方法と比較して非常に優れた有効性を示す．先行7種の特徴を表1に，その適応疾患を表2に示した．現在RA患者の約20％，推定15.6万人，CD患者には約2万人に投与されており，その他，強直性脊椎炎などのリウマチ性疾患，乾癬などの皮膚疾患，ベーチェット病などの眼科，消化器疾患などに投与対象が拡大されてきている．

表1 生物学的製剤一覧（先行7薬剤）

	TNF阻害薬					IL-6阻害薬	T細胞共刺激シグナル阻害
商品名	レミケード	エンブレル	ヒュミラ	シンポニー	シムジア	アクテムラ	オレンシア
一般名	インフリキシマブ	エタネルセプト	アダリムマブ	ゴリムマブ	セルトリズマブペゴル	トシリズマブ	アバタセプト
構造	キメラ型抗TNF抗体	TNF受容体-Fc融合タンパク	ヒト型抗TNF抗体	ヒト型抗TNF抗体	PEGヒト化抗TNF抗体Fab断片	ヒト化抗IL-6受容体抗体	ヒト型抗ヒトIL-12/IL-23p40抗体
投与経路	点滴静注	皮下注	皮下注	皮下注	皮下注	点滴静注皮下注	点滴静注皮下注
投与間隔	(0, 2, 6週その後1回/4〜8週	1〜2回/週	1回/2週	1回/4週	(0, 2, 4週その後1回/2週〜4週)	1回/4週	(静注：0, 2, 4週その後1回/4週)（皮下注：1回/週）
薬価(2014)	89,536円/100 mg	15,746円/25 mg	65,144円/40 mg	126,622円/50 mg	63,494円/200 mg	90,611円/400 mg	54,955円/250 mg

表2 日本における生物学的製剤の適応症

	レミケード	エンブレル	ヒュミラ	シンポニー	シムジア	アクテムラ	オレンシア
関節リウマチ	●	●	●	●	●	●	●
若年性特発性関節炎		●	●			●	
強直性脊椎炎	●		●				
クローン病	●		●				
潰瘍性大腸炎	●		●				
ベーチェット病	●		●				
尋常性乾癬	●		●				
関節症性乾癬	●		●				
キャッスルマン病						●	

　一方その最大の有害事象は感染症であり，特に呼吸器感染症が，予後の点からも最も重大であることがRAを対象とした市販後全剤調査で明らかにされている[1]．感染症の発現リスクは同じ生物学的製剤であっても，原疾患，年齢・合併症などの患者の背景因子によって異なり，疾患としてはRAとCDにおいて多く，他疾患ではさほど問題となっていない．NTM症に関しては，RA以外の疾患からはほとんど発生していない．本項では感染症が多発しているRAに限定して述べる．

2 RA患者の肺の基礎病変-NTM症発症の母地

　一般に肺NTM症は，肺の何らかの構造改変を受けた部位（肺結核後遺症，慢性間質性肺炎，気管支拡張症など）に，環境の常在菌であるNTMが定着し，そこに何らかの宿主要因が加わって発症してくると考えられている．RA患者にお

外界との接点である気管支において，侵入してくる微生物や粒子に対して，RA 患者においては過剰免疫が発動され，様々な気管支拡張症や細気管支炎が発生すると考えられる．

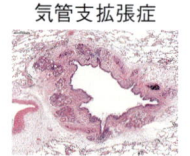

気管支拡張症
合併頻度：30～40％

RA の extra-articular manifestation（関節外病変）との考え方が広まってきている．

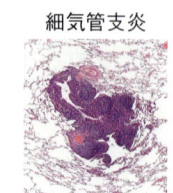

細気管支炎
合併頻度：10～20％

図1　RA 患者の気道病変とは？

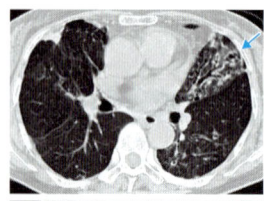

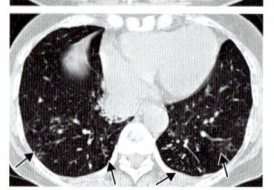

図2　RA 固有の気道病変
73 歳，女性．15 年来の RA．舌区の気管支拡張症（↑）と両下肺野の小葉中心性粒状影，分岐状影（↑）がみられる．気管支鏡検査とその後の長期観察で抗酸菌感染症は否定されており，RA 固有の気道病変である．
RA 固有の気道病変は CT 画像上 NTM 症と酷似し，その鑑別は困難である．

いて，気管支，肺の構造改変が高率に合併することは，以前から HRCT などを用いた研究で明らかにされている．気道病変と慢性間質性肺炎である．この RA 患者の基礎の肺病変の理解なしには RA 患者の NTM 症（をはじめとする RA 患者の感染症）は理解できない．最初にそれを概説する．

RA の気道病変（図1，2）

❶ 気道病変の分類と疫学

　RA 患者に合併する気道病変は，中枢側に起こる気管支拡張症と，末梢側に起こる細気管支病変とに大別される．中枢側病変，気管支拡張症の合併頻度については，1994 年の Remy-Jardin の HRCT を用いての研究で 30％との数字が提出されたのを皮切りに，その後いくつかの研究が行われ，一致して 30～40％との高い頻度が報告されている．わが国でも Mori が連続 126 例の RA 患者に HRCT 検査を施行し，気管支拡張症の頻度を 43％であったとしている．またその内訳として治療開始後 3 年以内の比較的早期の RA 患者においてさえ 32％の頻度で

見出され，長い免疫抑制治療がその原因の一つであるとの通説を退けている[2]．わが国における一般人口中の気管支拡張症の頻度は明らかではないが，1〜2％程度と推定され，その20〜30倍に及ぶこの高い合併頻度は決して偶然ではあり得ず，RAの病態と密接な関連を有していると考えられる．

❷ 気管支拡張症

RA患者に対象を限定したものではないが，気管支拡張症の病態については近年著しく研究が進んでおり，それらによると，定着する菌そのものではなく，これを認識したマクロファージや気道上皮細胞から放出されるTNFα，IL-8などのサイトカインが慢性の好中球性炎症を惹起し，この炎症によって気管支の支持構造である軟骨や弾力線維が傷害され，壁が菲薄化し，その結果として径の拡張をもたらす，とされている[3]．全身性の異常免疫疾患であるRAにおいてはこの慢性炎症性プロセスが通常人以上に強く長く持続すると考えればこの高い合併頻度は説明される．気管支拡張症はそれ自体呼吸器感染のリスクになり得，細菌性肺炎などのリスクが高まることが報告されているが，後述のようにNTM症においても発症のリスクになり得ると考えられる．

❸ 細気管支病変

細気管支病変については，従来さまざまな亜型が論じられ，相互の異同や類似，overlapが語られてきた[4]．細胞性細気管支炎，濾胞性細気管支炎，閉塞性細気管支炎などである．また閉塞性細気管支炎については，近年，狭窄性細気管支炎との別称が一般化し，一方それとは異なる亜型として，細胞性破壊性細気管支炎という新しい概念も提出されている[5]．その各々が従来ややもするとあたかも独立した疾患単位であるように論じられる傾きがあったが，これらは1人のリウマチ患者の肺の中に混在するのが普通であり，その意味で病理所見名として扱うべきものと思われる．その頻度についてはHRCTを用いたいくつかの研究で8〜18％という頻度が報告されている．また剖検肺についての検討で武村は61％との数字を報告している[6]．HRCTでも検出できないが肺機能検査で初めて診断される軽微な末梢気道病変，small airway disease (obstruction)については早くから検討されており，その頻度は8〜30％とされている．

これら細気管支病変は単独で存在することもあるが，しばしば中枢側の気管支拡張症と合併し，両者の関連が強く認められる[7]．

なお，これら気道病変のリスク因子として，RAの進んだ病期，抗CCP抗体，リウマトイド因子の高値が抽出されている．すなわちこのような気道病変はRAの疾患活動性が高いほど起こりやすい[8]．これらの患者はその高い疾患活動性の故にMTXや生物学的製剤を強く必要とする患者である．

RAの間質性肺炎（RA-IP）

RA患者には間質性肺炎の合併頻度も高い．非侵襲的でかつ信頼性が高いHRCTを用いたいくつかの横断的調査で20〜30％との数字が報告されている．また近年の大規模な縦断的疫学調査によればRA-IPの年間累積発症率は0.35〜0.41％

とされる[9].

これら一般人の10～100倍，あるいはそれ以上に達する高い合併率はRAという全身性の異常免疫疾患それ自身に根ざしたものと考えられ，以前からRAの関節外病変の1つとして扱われて来た．

■ RAの関節外病変としての肺疾患

RAという疾患は全身性の異常免疫疾患と捉えられており，関節以外にも心臓（心筋炎，心膜炎），腎臓（アミロイドーシスなど），血液（悪性リンパ腫）などに異常を引き起こす．その他血管炎，眼病変なども知られている．これらを関節外病変（extra-articular manifestation：EAM）という．肺では，間質性肺炎，胸膜炎，リウマチ結節，末梢気道病変が言及されてきたが，中枢気道病変である気管支拡張症を含めることが最近の趨勢である[10].

このように，RA患者には基礎に慢性肺疾患（気道病変，間質性肺炎）が高頻度に合併しており，これはRAという疾患の本質に根ざしたものであり，RAの疾患活動性が高い患者ほど合併率が高い．これらの慢性肺疾患が，非結核性抗酸菌症をはじめとする呼吸器感染症の多発する大きな要因となっている．

NTM症についてこれを明らかにしたのが，Moriらの多施設共同研究である[11]. 生物学的製剤投与下に発症したNTM症13例について解析が行われた．その12例について1年前後先行してCTが撮影されていた．大部分の例において，気管支拡張症，細気管支炎，炎症瘢痕，気腫などの先行肺病変が認められ，発症時はこれらの部分に一致して陰影が出現していた．この部分に定着していたか，あるいはその後に定着したNTMが発症してきたものと推測された．このように，生物学的製剤投与下に発症してくるNTM症は，肺結核と異なり，必ずしも内因性再燃とは言えず，外来性感染の場合もあり，いずれにせよ構造改変部に定着，発症してくるものと考えられる．

3 RAに合併するNTM症，わが国の実態，米国の実態

NTM症は結核と異なり，全数報告あるいは登録の対象ではないので，疫学データは乏しい．三森は都市の大規模リウマチクリニックでの横断的調査の結果を報告している．それによると，430人の外来通院患者全員に慢性下気道症状の問診と検痰を行ったところ，症状ありの群から，12例，2.8％においてNTMの定着が確認された（症状のない群からは1例も検出されなかった）．その多くに生物学的製剤が投与されていたが，NTM症を発症したのは1例（0.2％）であった，としている[12].

また，わが国の生物学的製剤先行5薬剤の市販後全例調査（PMS）では，44,278例中NTM症は，薬剤によって異なるが0.02～0.2％，全体では48例，0.1％で起こっている[13]．これは人口10万人あたりとすると112になり，現在報ぜられている我が国のNTM症の発症率6.3（2001年の推計値）よりも相当に高い．年齢

表3 米国の疫学研究.
RA患者のNTM症発症は一般人口の2倍，TNF阻害薬投与RA患者は10倍

	粗罹患率(95%CI)
一般人口＞50歳	11.8(11.1-12.6)
TNFα阻害薬非投与RA集団	19.2(14.2-25.0)
TNFα阻害薬投与RA集団	105(59-173)

Winthrop KL, Baxter R, Liu L, et al：Mycobacterial diseases and antitumour necrosis factor therapy in USA. Ann Rheum Dis 72(1)：37-42, 2013 より引用，改変

　補正によってこの数字は若干変わりうるが非常に高いことは確実である．薬剤別では，当初，IL-6は抗酸菌免疫に関与が少ないので，それを阻害するトシリズマブでは発症は少ないと期待されていたが，実際は薬剤間に発症率の有意な差は認められなかった．なお，6か月間の観察期間中，と言う限定つきであるが，死亡は1例も確認されていない．もっとも本疾患の予後は5～10年のスパンで観察されるべきものであるから，この数字も単純に安心することはできない．

　米国からは一地域の医療保険データを用いた疫学的観察の結果が発表されている(表3)．米国最大規模のマネジドケア，Kaiser Permanenteの北加州支部(人口340万人をカバー)の医療記録を2000～2008年の9年間にわたって調査したもので，それによると，期間中TNF阻害薬の投与を受けた患者は8,418例(うち，RA：61％)で，TNF阻害薬開始後，NTM症18例が発症．基礎疾患は全例がRAであった．TNFα阻害薬投与のRA患者からの粗罹患率は$105/10^5$で，これはTNFα阻害薬非投与のRA患者の罹患率19.2の5倍であり，50歳以上の一般人口の罹患率11.8に比べると10倍であったとしている．すなわち，NTMの発症リスクは，RAという疾患を負っているだけで2倍に，そこに生物学的製剤が投与されるとさらに5倍，一般人の10倍に高まるというわけである[14]．

　これは現在までのところ地域ベースで網羅的に調査した疫学的データとして唯一のものであり，それなりに信頼性は高い．この報告からは予後に関しても重大な数字が提出されている．発症17例の内訳は，肺NTM症12例，肺外4例であり，その年齢は68歳(中間値)と高齢であった．NTM症はTNF阻害薬投与開始から1,027日(中間値)で発症，死亡は7例39％，発症から死亡までが569日(中間値)であった．ただしこれら死亡者の死因は明らかにされていない(高齢であるから，当然他病死もあり得るが調査はそこまで及んでいない)．この，予後に関して非常に厳しい数字は，いまだに死亡が1例も確認されていないわが国の実情とは大きく異なる(後述)．

4 NTM症の診断 (図3～5)

　NTMは環境の常在菌であり，そのためNTM症との診断には日本結核病学会・日本呼吸器学会の診断基準において厳しい条件が設定されている．RA患者においても当然これを用いることになるが，RA患者特有の難しい問題がある．

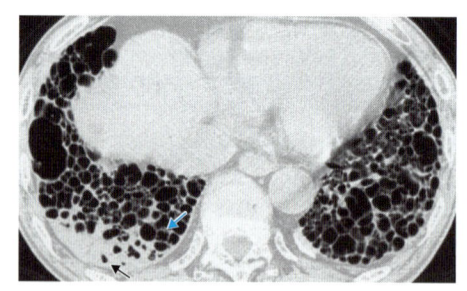

図3　RAの間質性肺炎に合併したNTM症

67歳，男性，6年来のRA．右下葉の蜂巣肺の壁肥厚（↑）とコンソリデーション（↑）が見られる．喀痰検査は塗抹2+，Mycobacterium aviumが複数回培養された．

日本呼吸器学会：生物学的製剤と呼吸器疾患・診療の手引き作成委員会（編）：生物学的製剤と呼吸器疾患 診療の手引き：Ⅱ各論 2抗酸菌感染症 b．非結核性抗酸菌症．pp59-70，一般社団法人日本呼吸器学会，2014 より引用

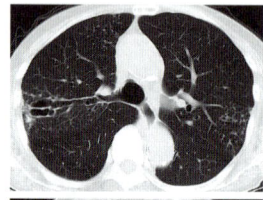

図4-a　先行気道病変の上に発症したNTM症

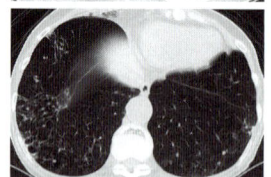

81歳，女性，RA罹患歴8年．
発症前1年のCT所見．右上葉，下葉に気管支拡張症と粒状影（細気管支病変）が見られる．RAの気道病変と考えられるが，この時点で菌検査は行われておらず，菌の定着があったのか否かは不明．

Mori S, Tokuda H, Sakai F, et al：Radiological features and therapeutic responses of pulmonary nontuberculous mycobacterial disease in rheumatoid arthritis patients receiving biological agents：a retrospective multicenter study in Japan. Mod Rheumatol 22 (5)：727-737, 2012 より引用，改変

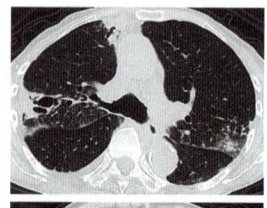

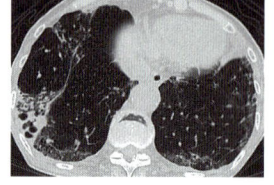

図4-b　発症時のCT所見

ETN投与10か月，咳，痰，血痰でMAC症を発症した．
既存の気道病変の部に一致して新たに浸潤影，粒状影が出現してきている．
NTM症が基礎の気道病変の上に成立してくることを強く示唆する症例．

Mori S, Tokuda H, Sakai F, et al：Radiological features and therapeutic responses of pulmonary nontuberculous mycobacterial disease in rheumatoid arthritis patients receiving biological agents：a retrospective multicenter study in Japan. Mod Rheumatol 22 (5)：727-737, 2012 より引用，改変

　菌の条件として，検痰なら培養で2回陽性，は当然として，画像診断において問題となるのが，NTM症に合致する画像所見として「結節性陰影や分岐状陰影の散布，‥‥気管支または細気管支拡張所見のいずれかを示す」とされている部分で，これらは上に述べたRAの気道病変の特徴と基本的に同一であり，画像からはこの2つを鑑別することは不可能である．このことはわが国の画像診断医の間にもほとんど理解されておらず，安易にNTM症疑い，との報告書が作成されている可能性があり注意を要する．また間質性肺炎合併例では蜂巣肺病変部の壁の肥厚やコンソリデーション陰影のこともあるのでやはり注意を要する．

　実際に発症した症例の画像所見は，13症例を詳細に解析したMoriらの報告によれば，気管支拡張症や細気管支炎を中心に，空洞影，結節影，浸潤影など多彩

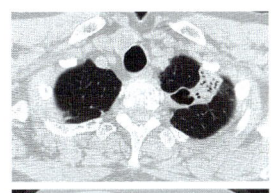

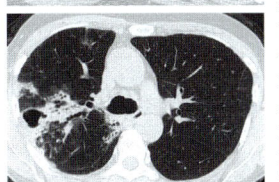

図5-a　生物学的製剤投与下に発症したNTM症

60歳台女性．RA罹患歴22年．ETN投与後2年5か月で発症したMAC症．
左上葉に空洞を含む浸潤影，右上葉に空洞，浸潤影その周囲のすりガラス影，粒状影など多彩な像を呈する．
通常上葉に空洞を形成した場合，治癒まで平均3年はかかると言われているが，図5-bに見るように，本例の空洞は治療開始後6か月で閉鎖，その後の治療経過も順調であった．
Mori S, Tokuda H, Sakai F, et al：Radiological features and therapeutic responses of pulmonary nontuberculous mycobacterial disease in rheumatoid arthritis patients receiving biological agents：a retrospective multicenter study in Japan. Mod Rheumatol 22 (5)：727-737, 2012 より引用，改変

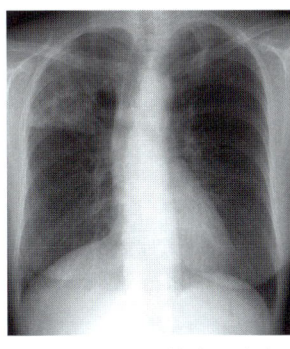

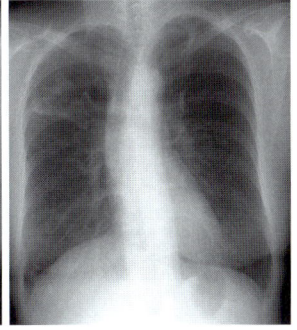

図5-b　右；診断時の胸部X線写真，左；治療開始後5か月

空洞を含む右上肺野の陰影は急速に消退している．
Mori S, Tokuda H, Sakai F, et al：Radiological features and therapeutic responses of pulmonary nontuberculous mycobacterial disease in rheumatoid arthritis patients receiving biological agents：a retrospective multicenter study in Japan. Mod Rheumatol 22 (5)：727-737, 2012 より引用，改変

だが，生物学的製剤投与下に特有のパターンというものは認められなかった．ただし一部の症例で浸潤影，すりガラス影が優勢所見として見られ，通常例とは異なるニュアンスであった[11]．RAという疾患の特有の，あるいはそこに生物学的製剤が加わっての通常とは異なる免疫の発動がこのようなニュアンスの違いにかかわっているのかもしれない．

近年開発されたMAC症の血清診断法（抗GPL-core IgA抗体：キャピリアMAC®）は感染と定着とを高い感度と特異度で鑑別診断することができ，RA患者集団においても有効であったとの報告がある[15]．有望な分野であり，今後のデータの蓄積が待たれる．

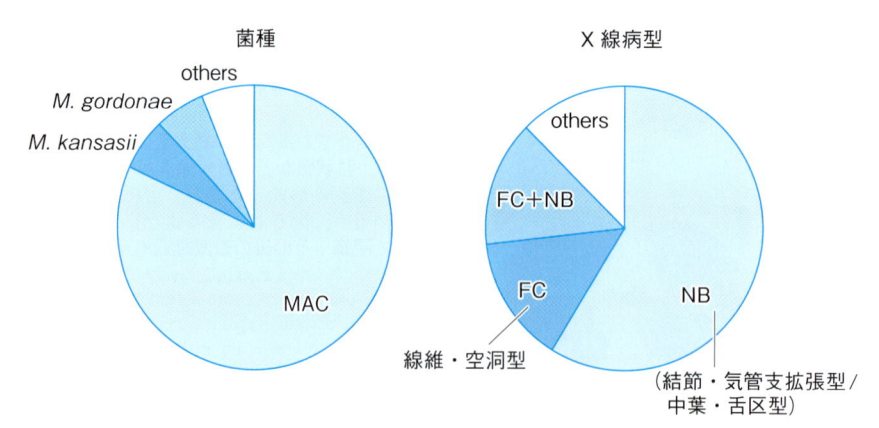

図6 RAに合併した肺NTM症98例の菌種別,X線病型別内訳

Yamakawa H, Takayanagi N, Miyahara Y, et al : Prognostic Factors and Radiographic Outcomes of Nontuberculous Mycobacterial Lung Disease in Rheumatoid Arthritis. J Rheumatol 40 (8) : 1307-1315, 2013 より引用,改変

5 NTM症の治療

治療予後；菌種による違い,一般人とRA患者の違い

　NTM症の治療およびその反応性,治療予後は菌種により異なる.菌種分布は国により大きく異なるので,海外の報告を参照する場合は注意を要する点である.わが国のRA患者のNTM症(RA/NTM症)の菌種分布については,Takayanagiらの報告が唯一のものであるが,約8割がMAC症(*M. avium* complex,*M. avium* および *M. intracellulare*),1割が *M. kansasii* 症,その他1割と,NTM症全般のそれと同様であったとしている(図6)[16].

　一般にNTM症の多くは有効な抗菌薬がなく制禦は困難,と言われる中で,*M. kansasii* 症,*M. szulgai* 症,*M. fortuitum* 症は,既存薬の併用で制御が可能と言われ,一方 *M. abscessus* 症はいかなる治療努力にもかかわらず予後不良と言われる.MAC症はその中間と言われるが,臨床経過はさまざまであり,無治療でも長期間悪化のない症例,治療にもかかわらず進行する症例などがある.特に病型が結節・気管支拡張型の場合,その多くは経過が緩慢で5年ないし10年のオーダーで徐々に進展して行く.その予後は,MACに直接関連した死亡に限定すると,5年後の死亡率は4.2〜5.4%と必ずしも不良ではない.予後不良因子としては高齢,病型(結節・気管支拡張型が良好,それ以外は不良),基礎疾患(全身,肺)あり,BMI低値($18.5\,\mathrm{kg/m^2}$未満)の痩せ型,不良な全身状態,持続する炎症などがいわれている[17].

　TakayanagiらによればRA/NTM症の全般的な予後は一般人のそれに比しやや不良で,菌種別には *M. kansasii* 症が最も不良であったという(図7)[16].この不良な予後は合併疾患に由来し,既存の間質性肺炎,アスペルギルス症などが死因であったとされる.しかしRA患者は既存の肺疾患の合併率が非常に高いのでこの不良な予後を偶然として済ませるわけにはいかず,*M. kansasii* 症だけでな

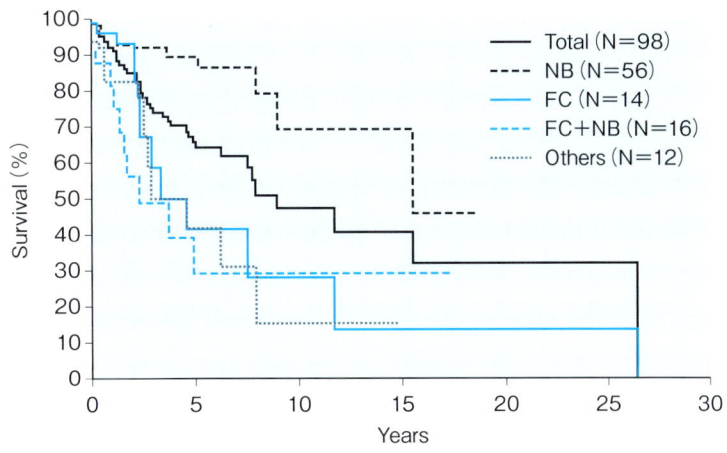

図7 RAに合併した肺NTM症，画像病型別の予後
NB：nodular/bronchiectatic disease
FC：fibrocavitary disease

Yamakawa H, Takayanagi N, Miyahara Y, et al：Prognostic Factors and Radiographic Outcomes of Nontuberculous Mycobacterial Lung Disease in Rheumatoid Arthritis. J Rheumatol 40(8)：1307-1315, 2013 より引用，改変

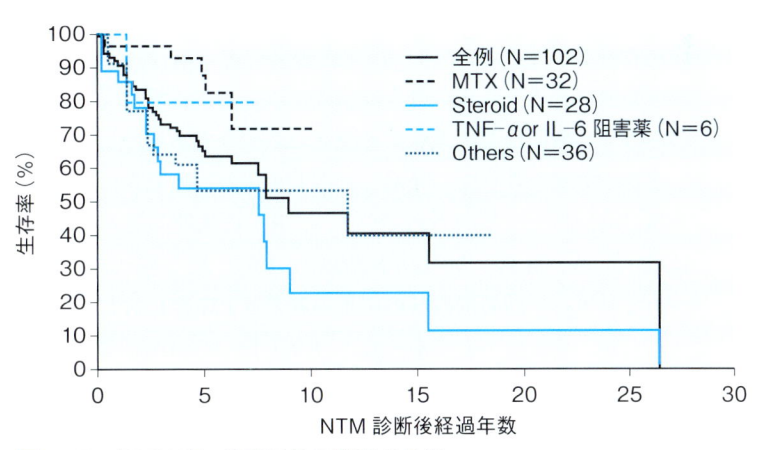

図8 RA/NTM症 診断時治療薬別の予後

Yamakawa H, Takayanagi N, Miyahara Y, et al：Prognostic Factors and Radiographic Outcomes of Nontuberculous Mycobacterial Lung Disease in Rheumatoid Arthritis. J Rheumatol 40(8)：1307-1315, 2013 より引用，改変

くRA/NTM症全般に，通常の宿主とは治療反応性が異なりうることを銘記すべきであろう．

■ RA/NTM症の治療

　RA/NTM症においても，感染症であるからにはその治療は基本的には一般人と変わるところはないと一応は言える．しかしRA患者には特有の事情がある．高率に合併する基礎の肺疾患と，RA治療薬の影響である．

　上述のように，基礎の肺疾患（肺の構造改変）は菌の除去を困難にし，治療予後を悪化させる可能性がある．

一方，RAの治療薬の影響は簡単に量れないところがある．Takayanagiらは，RA/NTM症の治療予後を診断時点の治療薬別にみているが，予後不良因子としてはステロイドが抽出されたが，他の薬剤，MTXや生物学的製剤の影響はみられなかったとしている（図8)[16]．MTXは抗酸菌免疫を抑制するというエビデンスはなく，継続使用されることに特段の問題はない．ステロイドは他に選択肢がないとき使用されるが，抗酸菌に対する治療において長期投与される場合の影響が懸念される．生物学的製剤については後述する．

　治療薬剤の選択は，日本結核病学会・日本呼吸器学会の肺非結核性抗酸菌症化学療法に関する見解（2012年改訂）に従う．この「見解」ではMAC症と *M. kansasii* 症についてのみ指針を示している．その他の菌種については，2007年の米国胸部学会の公式ガイドラインを参考に治療を行う，とされている．

　RA/MAC症治療期間については，指針に示された菌陰性化後1年，あるいは治療経過が難渋する場合，さらに6～12か月程度延長，などが目安になろう．一般患者よりも長めの治療期間が必要かどうかについては，知見の蓄積が不足している．

　M. kansasii 症は一般人においては薬剤効果が高いNTM症である．期間は菌陰性化後1年間とされている．RA患者においては，上述のように既存の肺病変が広範囲である，あるいは全身状態が不良である場合，異なる治療反応性もあり得るので，期間などは柔軟に考慮されるべきである．

　生物学的製剤投与中に発症したNTM症の治療経過については上述のわが国の多施設共同研究で検討されている[11]．RAの病期の進んだ高齢女性が多く，菌種は *M. avium* 11例，*M. intracellulare* 1例，*M. abscessus* 1例であった．2例については生物学的製剤投与の中止のみでNTM症に対しては無治療で経過が観察されたが，病変は不変であった．11例（すべてMAC）に治療が行われた．CAM，RFP，EBが8例に，うち2例にはSMが5～20か月追加された．CAM，EB，RFPのうちの2剤とキノロン（LVFX，MFLX）の併用も2例で行われていた．全例治療は奏効し，菌の陰性化と陰影の改善が得られた．

　興味深いことに，上葉に空洞を有する例が2例あったが，通常の宿主の場合このような例は難治で治療に3年もしくはそれ以上を要すると言われているが，いずれも治療開始数か月後に空洞の消失と菌陰性化が得られ，治癒過程はむしろ速やかであった

　このようにわが国で行われた研究では，生物学的製剤投与下に発症したNTM症（MAC症）の治療予後は良好で，一般人のそれと異なるものではなかった．むしろ異例に良好と思われる例もあった．この事実を考える際に参考になるのが，Wallisが結核症の治療を促進する手段を求めてタンザニアで行った臨床試験である[18]．彼らは結核症が難治であるのは，菌が肉芽腫内に保護されているためではないかと考え，肉芽腫形成を阻止，あるいは既存の肉芽腫を崩壊させる副腎皮質ステロイド，TNF阻害薬（エタネルセプト；ETN）を抗結核薬に併用し，通常治療のみを受けた群と比較した．その結果，菌陰性化速度，陰影の消退速度でみる

とステロイド高用量（メチルプレドニゾロン 100 mg 連日 1 か月，その後漸減）群が最も良好で，ETN 投与群はそれに次いで改善速度が速く，通常治療群を上回っていた．直ちに NTM 症の臨床に応用すべき方法ではないが，抗酸菌症の治療における宿主免疫の関与を考えるうえで，示唆に富む研究であり，生物学的製剤投与下に発症した NTM 症の一部において，通常の宿主にみられない速やかな改善がみられた事実の説明になるかもしれない．

治療予後-日米の差

先述のように，米国においては，生物学的製剤使用下に NTM 症を発症した症例の予後は死亡率 39％であった．一方わが国の予後は，PMS でも臨床研究でも良好で，死亡者は今のところ報告されていない．このような差は何に由来するかが問題となる．

米国の報告では NTM 症は TNF 阻害薬投与開始から 1,027 日（中間値）で発症しているが，わが国の症例は，上記 Mori らの研究によれば，最短平均 6 週，最長 8.5 年，中間値 10 か月であった．8 例が無症状のうちに胸部 X 線写真異常で発見されている．これは彼我の医療事情の差を反映している可能性がある．わが国のように，患者が愁訴を訴えなくとも定期的に胸部 X 線写真を撮影する医療風土では，病気が早期に発見され，早期に治療を開始される，それがこの良好な予後につながっている可能性がある．

6　NTM 症と生物学的製剤

NTM 症を発症する RA 患者こそ生物学的製剤治療を必要としている

従来の日本リウマチ学会のガイドラインでは NTM 症と診断された RA 患者に対する生物学的製剤投与は原則禁忌とされてきた．これは NTM 症に対しては殺菌的に有効な治療薬が存在しないことを重視し，内外の意見を参照して定められたものであるが，NTM 症を発症する RA 患者は気道病変，間質性肺炎が基礎にあり，その合併は RA の疾患活動性が高く，生物学的製剤の使用を切実に必要としている患者に多い．そのニーズに反して使用を禁止した結果，治療を必要としている人が治療を受けられない状況が多発し，禁止のエビデンスがどこにあるかをめぐって議論となっていた．2014 年 3 月発刊の日本呼吸器学会「生物学的製剤と呼吸器疾患・診療の手引き」では，日本リウマチ学会日本感染症学会，日本結核病学会の正式参加を得てこの問題を検討し，一定の成案を示した[19]．

条件の整った MAC 症は禁忌の対象外に

先述のように，生物学的製剤投与後の発症例については，わが国では死亡例は報告されておらず，また世界の症例報告を収集し文献学的考察を行った Mori によると，MAC による死亡は 1 例も報告されていない[20]．菌種を MAC に限定す

れば，治療反応性，予後は決して不良ではないということができる．予後を左右するのは NTM（MAC）病変の X 線病型（線維空洞型が予後不良）と広がり，既存の慢性肺病変の有無とその広がり，ステロイドなどの免疫抑制剤の投与，炎症の持続，全身状態などさまざまな因子が抽出されている[17]．

これらを踏まえれば，わが国で RA 患者においても頻度的に最も多い MAC 症については，まだ証拠の蓄積が十分とは言えないが，X 線病型が結節・気管支拡張型でその広がりが小範囲であり，全身状態が良好などの条件が満たされる場合，その治療反応性および生命予後は比較的良好であると考えられるので，RA の活動性の制御のためにどうしても生物学的製剤の投与が必要と判断される場合，以下の条件に限り，投与も考慮されてよいとした．

① 菌種：MAC
② X 線病型：結節・気管支拡張型
③ 全身状態が良好（貧血，低アルブミン血症がない，BMI 18.5 kg/m^2 以上）
④ 抗菌薬の服薬が安定的に継続できており，治療効果が良好，⑤ 薬剤感受性検査で CAM 耐性がないことを確認しておくことが望ましい．

なお，生物学的製剤開始時期は，NTM 症の十分な治療効果を見極めてからが望ましい．この見解は 2014 年 6 月改訂のリウマチ学会「TNF 阻害薬使用ガイドライン」に反映され，わが国の専門家の共通の認識となった[21]．

生物学的製剤の再開

生物学的製剤使用中に NTM 症を発症した場合，生物学的製剤はいったん中止することになるが，感染収束後には再投与できるのか？ MTX はどうか？

生物学的製剤投与を受けている RA 患者の多くはそれまでの DMARDs に治療抵抗性で，生物学的製剤以外の治療の選択肢が限られていることが多い．多くの患者で生物学的製剤を中止すると RA は悪化し，日常生活に著しい障害が再発し，長期的な予後（関節の機能，そして全身の臓器病変）も再び悪化への道を辿る可能性がある．炎症を抑えるために副腎皮質ステロイドが使われれば，細菌感染を含む各種感染を起こしやすくなり，重篤な全身的な感染症を起こすことも少なくない．したがって生物学的製剤投与下に NTM 症を発症し，生物学的製剤の投与がいったん中止された後，NTM 症の治療が終了後の生物学的製剤の再投与の可能性が検討されねばならない．実際に再投与に成功した症例の報告は少なからず存在する．

英文の症例報告を検索した Mori は，肺外 NTM 症で，治療開始後病勢のコントロールのためどうしても必要で TNF 阻害薬を再開したところ，原疾患の良好なコントロールが得られ，かつ NTM 症の悪化もなかったという 7 症例（リウマチ性疾患 5 例，クローン病 2 例）を見出している．生物学的製剤再開時期は 1 週後〜9 か月後とさまざまであるが，大部分の例で NTM に対する抗菌療法が併用

されている[20]．

またわが国から2例，再開，継続での成功例の報告がある．1例は63歳，女性，TCZ開始後ようやくRAの制御良好となり8.5年継続後，72歳時，*M. avium*症（上葉空洞形）を発症した．TCZをいったん中止したが，患者の強い希望で，抗NTM薬の効果を確認後，TCZを再開，NTM治療は1年で終了，2年経過後の時点でNTMも制御されRAも順調であった[21]．

もう1つの例は76歳，女性，RA罹患歴19年，ETN開始後ようやくRAの制禦が良好となった．開始3年後*M. intracellulare*症（結節・気管支拡張型）を発症．抗菌薬治療が開始されたが，患者はETNの中止を肯かず，やむを得ずETNを継続したところ，その後NTMの治療経過は良好で，RAも良好な状態が続いた[20]．

病勢のコントロールが生物学的製剤がなくては困難な症例で，厳重な監視下に良好なコンプライアンスを前提に適切な抗NTM療法を一定期間併用すれば，生物学的製剤の再開(時には継続)も1つの選択肢となり得ることをこれらの報告は示している．

文献

1) Takeuchi T, Kameda H：The Japanese experience with biologic therapies for rheumatoid arthritis. Nature reviews. Rheumatology 6(11)：644-652, 2010
2) Mori S, Koga Y, Sugimoto M, et al：Comparison of pulmonary abnormalities on high-resolution computed tomography in patients with early versus longstanding rheumatoid arthritis. J Rheumatol 35(8)：1513, 2008
3) Fuschillo S, De Felice A, Balzano G, et al：Mucosal inflammation in idiopathic bronchiectasis：cellular and molecular mechanisms. Eur Respir J 31 (2)：396-406, 2008
4) White ES, Tazelaar HD, Lynch JP：Bronchiolar complications of connective tissue diseases. Semin Respir Crit Care Med 24(5)：543-566, 2003
5) 蛇澤 晶，朝川勝明，本間栄，ほか：閉塞性細気管支炎の病理．呼吸 27(3)：265-274, 2008
6) 武村民子：関節リウマチにおける肺病変の病理像．日胸臨 66(6)：470, 2007
7) 徳田 均：関節リウマチの肺病変．In 山中 寿（編）：Evidence based medicine を活かす膠原病リウマチ診療 第3版．pp224-235, メジカルビュー，2013
8) Mori S, Koga Y, Sugimoto M：Different risk factors between interstitial lung disease and airway disease in rheumatoid arthritis. Respir Med 106(11)：1591-1599, 2012
9) Bongartz T, Nannini C, Medina-Velasquez YF, et al：Incidence and mortality of interstitial lung disease in rheumatoid arthritis：a population-based study. Arthritis Rheum 62(6)：1583-1591, 2010
10) Lieberman-Maran L, Orzano IM, Passero MA, et al：Bronchiectasis in rheumatoid arthritis：report of four cases and a review of the literature--implications for management with biologic response modifiers. Semin Arthritis Rheum 35(6)：379-387, 2006
11) Mori S, Tokuda H, Sakai F, et al：Radiological features and therapeutic responses of pulmonary nontuberculous mycobacterial disease in rheumatoid arthritis patients receiving biological agents：a retrospective multicenter study in Japan.

Mod Rheumatol 22(5)：727-737, 2012
12) 浅尾りん，三森明夫，高橋裕子，ほか：TNF 遮断治療中の関節リウマチ患者における非定型抗酸菌症：第 51 回日本リウマチ学会総会抄録集 357，2007
13) 徳田　均：生物学的製剤使用中の呼吸器感染症の現状と背景，頻度，リスクを探る．分子リウマチ治療 6(4)：161-165，2013
14) Winthrop KL, Baxter R, Liu L, et al：Mycobacterial diseases and antitumour necrosis factor therapy in USA. Ann Rheum Dis 72(1)：37-42, 2013
15) Komazaki Y, Miyazaki Y, Fujie T：Serodiagnosis of Mycobacterium avium complex pulmonary disease in rheumatoid arthritis. Respiration 87(2)：129-135, 2014
16) Yamakawa H, Takayanagi N, Miyahara Y, et al：Prognostic Factors and Radiographic Outcomes of Nontuberculous Mycobacterial Lung Disease in Rheumatoid Arthritis. J Rheumatol 40(8)：1307-1315, 2013
17) Hayashi M, Takayanagi N, Kanauchi T, et al：Prognostic factors of 634 HIV-negative patients with Mycobacterium avium complex lung disease. Am J Respir Crit Care Med 185(5)：575-583, 2012
18) Wallis RS：Reconsidering adjuvant immunotherapy for tuberculosis. Clin Infect Dis 41(2)：201-208, 2005
19) 日本呼吸器学会：生物学的製剤と呼吸器疾患・診療の手引き作成委員会（編）：生物学的製剤と呼吸器疾患 診療の手引き：II 各論　2 抗酸菌感染症　b．非結核性抗酸菌症．pp59-70，一般社団法人日本呼吸器学会，2014
20) Mori S, Sugimoto M：Is continuation of anti-tumor necrosis factor-α therapy a safe option for patients who have developed pulmonary mycobacterial infection?：Case presentation and literature review. Clin Rheumatol 31 (2)：203-210, 2012
21) 日本リウマチ学会：関節リウマチ（RA）に対する TNF 阻害薬使用ガイドライン（2014 年 6 月改訂版）　http://www.ryumachi-jp.com/guideline.html
22) Nakahara H, Kamide Y, Hamano Y, et al：A case report of a patient with rheumatoid arthritis complicated with *Mycobacterium avium* during tocilizumab treatment. Mod Rheumatol 21(6)：655-659, 2011

（徳田　均）

索引

和文

あ
アジスロマイシン　80
アミカシン　112
アミノグリコシド系抗菌薬　112

い
易疲労感　47
遺伝子型クラスター　39
息切れ　48

え・お
エタンブトール　76, 111
疫学
　——, 英国の　12
　——, オーストラリアの　12
　——, カナダの　12
　——, 台湾の　12
　——, 日本の　2
　——, 米国の　8
　——, ヨーロッパ　13
液体培地　23
小川培地　24, 89

か
カナマイシン　80, 112
画像診断　48
　——, *Mycobacterium abscessus* 症の　55
　——, *Mycobacterium avium* complex 症の　49
　——, *Mycobacterium kansasii* 症の　54
過敏性肺炎型　54
咳嗽　47
核酸増幅法検査　27
喀痰　17, 47
　——の前処理　21

喀血　47
寒天固形培地　23
感受性試験　30
感染経路　36
関節リウマチ　124
関節リウマチ患者
　——の間質性肺炎　127
　——の気道病変　126
環境因子　9
環境曝露　39

き
キノロン系抗菌薬　114
胸痛　48
胸部 CT　49
胸部単純 X 線　48

く
クラリスロマイシン　76, 109
工藤 PD 培地　22

け
外科治療併用　85
外科療法　100, 103
　——の効果　106
　——の適応　104
蛍光法　19
鶏卵固形培地　22
血液検査　59
血清診断　59
血痰　47
結核活動性分類　4
結核類似型　51
結節・気管支拡張型　49

こ
呼吸器症状　47

呼吸困難　48
固形培地　22
孤立結節型　53
抗酸菌検査　17
抗酸菌同定検査　24
抗酸菌塗抹検査　18
抗酸菌の種類　16
抗酸菌培養検査　21

さ

再感染　39
再燃　39
最小発育阻止濃度測定　30

し・す

シタフロキサシン　114
症状　47
迅速発育菌　16, 96
診断基準　68
ストレプトマイシン　80, 112

せ・そ

生活環境水からのMAC感染　37
生活指導　40
生息環境　36
生物学的製剤　124
　──の適応症　125
制限酵素断片長多型　34
全身倦怠感　47
全身症状　47
全身性播種型MAC症　54
　──の治療　119
染色法　19
潜在性感染　65
線維空洞型　51
ソリスロマイシン　81

た

多クローン感染　38
体重減少　47
男女差　7
単クローン感染　38

ち

チール・ネールゼン法　19
地域差　7
治療期間　84
遅発育菌　16, 99
中葉・舌区型　49

と

土壌からのMAC感染　37
動物とMAC　38

は

パルスフィールドゲル電気泳動　34
肺 *M. abscessus* 症の治療　96
肺 *M. chelonae* 症の治療　99
肺 *M. fortuitum* 症の治療　98
肺 *M. gordonae* 症の治療　99
肺 *M. szulgai* 症の治療　99
肺 *M. xenopi* 症の治療　99
肺MAC症の治療　76
　──の副作用　81
肺NTM症の外科療法　103
肺カンサシ症　89
　──の治療　89, 91
肺非結核性抗酸菌症の診断基準　71
培地　22
培養温度　24
培養法　22
発熱　47

ひ

非結核性抗酸菌　16
非結核性好酸菌症の疫学　2

ふ・へ

ブロスミック法　95
副作用　81
分子疫学解析　34
米国胸部学会のガイドライン　68

や・ゆ

夜間盗汗　47
薬剤感受性検査法　95

有病率　8

り

リファブチン　76, 113
リファンピシン　76, 110
罹患率　5
臨床経過　39
臨床症状　47

欧文

A

AMK（Amikacin）　112
ATS ガイドライン　68
AZM　80

C・D・E

CAM（Clarithromycin）　76, 109
disseminated type　54
EB（Ethambutol）　76, 111

F

FDG-PET　49
fibrocavitary type　51

G

glycopeptidolipid　60
GPL　60
GPL-core　60

H

HIV 感染　118
hypersensitivity-like disease　54

I・K

IGRAs　60
Interferon Gamma Releasing Assays　60
KM（Kanamycin）　80, 112

M

M. abscessuss 症　38
M. avium complex　118

M. avium complex 症　3
M. avium 症　2
M. intracellulare 症　3
M. kansasii　120
M. xenopi　121
M24-A2　29
MAC　118
Macro-dilution 法　29
MAC 症　3
MLST　36
multi locus sequence typing　36
Mycobacterium abscessus 症の画像診断　55
Mycobacterium avium complex 症の画像診断　49
Mycobacterium kansasii　89
Mycobacterium kansasii 症　2
── の画像診断　54

N

NAAT　27
nodular／bronchiectatic type　49
nontuberculosis mycobacteria　16
NTM　16
Nucleic Acid Amplification Test　27

P

PFGE　34
pulsed-field gel electrophoresis　34

R

RA　124
RA-IP　127
rapid grower　16
RBT（Rifabutin）　76, 113
rep-PCR　35
repetitive-sequence-based PCR　35
restriction fragment length polymorphism　34
RFLP　34
RFP（Rifampicin）　76, 110

S

SM（Streptomycin）　80, 112
solitary nodule type　53

STFX（Sitafloxacin） 114
Streptomycin 112

V

variable numbers of tandem repeats 35
VNTR 35